KB036047

소규모 사업장도 따라 할 수 있는

안전보건관리체계
구축과 위험성 평가
길잡이

安全と健康実践ガイド 1
すぐできる安全衛生マネジメントシステム
ⓒ 小木和孝·川上剛·原邦夫·伊藤昭好

12 STEP

Successful Safety and
Health Management and
Risk Assessment at Workplace

소규모 사업장도 따라 할 수 있는

안전보건관리체계
구축과 위험성 평가
길잡이

고기 가즈타카 감수

가와카미 쓰요시·하라 구니오·이토 아키요시 지음 / 김양호·박정선 옮김

한울
아카데미

수정증보판을 출간하며

　이 책을 발간한 지는 14년 정도 되었는데, 그동안은 그 진가가 세상에 제대로 알려지지 못한 채 조용히 파묻혀 있었다. 처음 이 책을 발간했던 시점은 옮긴이 중 한 명인 박정선이 한국산업안전보건공단 산하 연구원에서 본부 산업보건실 실장(당시 명칭은 산업보건국 국장)으로 자리를 옮기면서 영국의 산업보건제도와 「로벤스 보고서[Robens Report, 정식 제목은 「일터에서의 안전과 보건(Safety and Health at Work)」]」에 꽂혀 안전보건경영시스템 구축을 기반으로 위험성 평가(risk assessment)를 한다면 산업재해 저감을 위한 패러다임 시프트가 되겠다는 확신을 갖고 세미나를 할 기회만 생기면 열을 올리던 때였다. 때마침 '산업안전보건법'도 개정되면서 위험성 평가가 권고 조항으로 들어가게 되었다. 위험성 평가와 안전보건경영시스템을 한데 묶지 않은 것이 아쉬웠지만 이 책을 우리말로 옮겨 사람들이 널리 읽으면 오리지널 위험성 평가 원칙에 대해 제대로 이해하게 될 것이고 산업재해 저감에 일정 부분 기여하리라는 기대를 갖고 원저자들의 허락을 받아 번역서를 내게 되었다. 그러나 위험성 평가제도가 권고 규정으로 되어 있는 데다가 안전보건경영시스템에 대한 언급은 없어 마치 작업환경측정처럼 안전보건에 대한 위험도를 평가하는 하나의 프로그램으로 오인되어 왔고(물론 ISO 시리즈 인증을 받아본 사업장은 제외함), 따라서 이 책의 효용가치도 제대로 알려지지 않았다.

　안전보건관리체계(Occupational Health and Safety Management System: OHS- MS)* 구

---

* 이 책의 초판에서는 'Occupational Health and Safety Management System'을 '안전보건경영시스템'으로 번역했다. 그러나 수정증보판에서는 '중대재해처벌법'의 표현에 맞추어 '안전보건관리체계'로 표기한다.

축이란 무엇이며 어떻게 하는지 이 책은 매우 쉽고 친절하게 알려준다. 또한 위험성 평가란 독립적인 프로그램이라기보다 구축된 안전보건관리체계의 일부 단계임을 그림을 통해 일목요연하게 설명한다. 책의 곳곳에 '중대재해처벌법' 시행령 제4조 제1항부터 제9항까지에 대한 해답이 있다. 가령 시행령 제4조 제1항은 '제3단계 안전보건방침서 작성'을 보면 된다. 제2항은 소규모 사업장에는 해당 사항이 없는 규정이고, 제3항과 제4항은 '제4단계 위험성 평가단위 구분과 유해위험요인 확인'을 참고하면 된다. 제5항, 제6항, 제7항은 '제2단계 전사적인 참여의 명확화와 근로자 의견 존중'을, 제8항과 제9항은 '제10단계 위험도 관리조치의 상호 조정'을 찾으면 된다. 아울러 시행령 제5조는 '제12단계 지속적인 개선과 종합점검'을 읽어보시기를 바란다.

규모가 아주 작고 내부에 산업보건 전문인력이 없는 사업장에서는 위험성 평가 단계에서 이 책에서 권하는 대로 국제노동기구(International Labour Organization: ILO)의 직장개선 프로젝트(Work Improvement in Small Enterprise: WISE)를 그대로 적용해 보거나 아니면 대책제안점검표(Action Checklist)만이라도 사용해 볼 것을 권한다(부록 참조). 대책제안점검표를 소규모 사업장의 위험성 평가 도구로 권하는 이유는 이 점검표는 문제를 지적하는 기존의 체크리스트와 달리 다양한 측면에서 작업환경 표준을 제시하는 종합적인 개선대책 목록표이기에 전문가가 굳이 개입하지 않아도 근로자들끼리 자신들의 작업환경을 점검해 바로 개선책을 결정할 수 있는 방식이기 때문이다.

이 책은 먼저 산업안전보건 정책을 다루는 분들과 한국산업안전보건공단의 관계 실무자분들이 읽어보기를 권한다. 물론 주 독자는 안전보건관리체계 구축을 어떻게 해야 할지, 위험성 평가는 무슨 방법으로 해야 근로감독에서 통과될지 각자의 입장에서 고민하고 계실 중소 규모 사업장의 사업주, 안전보건관리 책임자, 관리감독자, 산업보건의, 안전관리자, 보건관리자분들과 안전 및 보건전문기관에서 사업장 안전보건관리를 위탁받으신 분들이어야겠지만 말이다. 부디 이 책을 정독해 자기규율예방체계가 한국의 모든 사업장에 굳건히 뿌리내리도록 임무를 다 해주시기를 바란다.

2023년 여름에
옮긴이 김양호·박정선

번역서를 출간하며

국제노동기구는 '양질의 일자리(decent work)'를 21세기의 키워드로 삼고 활발한 활동을 전개하고 있다. 양질의 일자리는 '권리가 보호되고 충분한 수입을 가지며 적절한 사회적 보호가 제공되는 생산적인 일'이라고 정의된다. 산업안전보건은 양질의 일자리 실현을 위해 불가결한 사회적 보호의 핵심이다. 양질의 일자리가 목표로 하는 것은 단순히 직업을 가진 상태가 아니라 '사회적 보호가 제공되는 생산적인 일'이기 때문에 모든 근로자에게 안전보건이 실현되는 것이 이전보다 더욱 중요한 과제로서 자리매김하고 있다.

모든 근로자가 안전하고 건강한 노동환경에서 안심하고 일하기 위해서는 일상의 산업안전보건 활동에서 노사가 주체가 되어 직장의 위험성 평가를 실시하고 지속적인 개선을 해야 한다. 그러기 위해서는 현장의 노사 참여가 반드시 필요하다. 산업재해나 직업병이 일단 발생하고 나면 근로자의 건강을 본래대로 온전히 되돌리는 것이 가능하지 않은 경우가 많다. 무엇과도 바꿀 수 없는 근로자 한 사람, 한 사람의 건강을 지키기 위해서 일차예방에 초점을 맞추어 적극적이고 능동적인 안전보건 활동을 전개할 것이 요구된다.

한국산업안전보건공단에서는 선진국에서 시행하고 있는 사업장 안전보건경영시스템의 하나인 영국규격 8800(이하 BS 8800) 등을 우리나라의 실정에 적합하게 한국화한 KOSHA 18001을 운영하고 있다. 이 프로그램에 참여를 신청하는 사업장에는 자율적인 안전보건관리체계를 구축할 수 있도록 기술 지원을 실시하고, 그 결과를 객관적으로 평가해 일정 기준 이상에 도달하면 인증서와 인증패를 수여한다.

또 노동부에서는 2004년부터 2005년에 걸쳐 위험성 평가제도 도입 방안과 사업장 유해위험성 평가기법 개발 및 국내 적용 방안에 대한 연구 용역을 통해 제도 개선을 모색해 왔으며, 2006년부터 2008년까지 제도 정착을 위한 여건 조성을 거쳐 2009년 2월 '산업안전보건법' 제5조 '사업주의 의무'를 전문(全文) 개정하면서 위험성 평가를 권고 조항으로 도입했다.

이에 옮긴이들은 지금이야말로 사업장 자율의 안전보건관리를 위해 이 책의 내용이 요긴하게 활용될 적기라고 판단해, 여러 해 전에 안전보건지에 연재했던 번역 원고를 KOSHA 18001 등 기존의 관련 프로그램에서 사용하는 용어나 개념과 정합성을 갖도록 현재 시점에서 전문 수정해 단행본으로 출간하게 되었다. 옮긴이들이 처음 이 책의 원서를 접했을 때 지금까지 안전 분야에서 독점적으로 사용해 오던 위험성 평가가 오히려 보건 분야의 구체적 사례를 더 많이 들어 설명하고 있는 것을 보고 빨리 번역해 한국 산업보건계에 소개하고 싶어 했던 기억이 난다.

이 책을 번역하면서, 위험성 평가와 안전보건경영시스템이 산업보건에서도 매우 유용하게 쓰일 수 있음을 확신하게 되었고, 특수건강진단과 작업환경측정이 위험성 평가 속에서 제대로 자리매김할 때 그 의미가 살아나고 건강한 일터를 가꾸어가는 데 도움이 된다는 판단을 하게 되었다. 한국의 여러 사업장이 더욱더 안전하고 건강한 일터로서 '양질의 일자리'로 거듭나는 데 이 번역서가 도움이 되기를 바란다.

끝으로, 이 번역서는 『(安全と健康実践ガイド 1) すぐできる安全衛生マネジメントシステム』(小木和孝 監修, 川上剛·原邦夫·伊藤昭好 著, 労働科学研究所出版部, 2002年 3月)의 제2편을 중심으로 한국 실정에 맞게 수정 번역한 것임을 밝힌다.

2009년 여름을 보내며
옮긴이 김양호·박정선

한국어판 출간을 축하하며

　국제적으로 공통적인 안전보건경영시스템이 점점 보급되는 가운데『(安全と健康実践ガイド 1) すぐできる安全衛生マネジメントシステム』의 한국어판이 간행되는 것을 매우 기쁘게 생각한다. 경제가 어려운 가운데 유해물질·감염증·근골격계질환·스트레스 영향 등 새로운 작업장 안전보건 위험에 직면해 국제적으로 확립된 새로운 안전보건경영시스템 기법에 따라 적절하게 위험성 평가를 실시하는 것이 기대를 모으고 있다. 일본에서는 그러한 안전보건경영시스템 기법을 응용해 산업안전 및 산업보건을 포괄적으로 다루는 일차예방 중심의 활동이 대기업뿐 아니라 중소기업에도 파급되고 있다. 이러한 새로운 안전보건 활동이 확산되는 데 이 책이 도움이 되기를 바란다.

　안전보건경영시스템은 품질관리에 대한 ISO 9000 패밀리(family), 환경경영에 대한 ISO 14000 시리즈에 이은 제3의 경영시스템 국제표준으로서, 아시아 각국에서 비슷하게 보급 단계에 들어서고 있다. 일본뿐 아니라 한국에서도 중국·인도·아세안(ASEAN) 등 아시아 각국과 보조를 맞추어서, 'ILO-OSH 2001'로 알려진 '국제노동기구(ILO) 안전보건경영시스템 가이드라인(이하 ILO 가이드라인)'에 기초한 경영시스템이 공통적으로 보급되고 있는 것으로 안다. 'ILO 가이드라인'은 단순히 산업안전 측면만 다루는 것이 아니라 산업보건 측면도 다루며 안전과 보건을 통합해 위험성 평가를 수행하는 체제를 갖추는 것이 커다란 특징이다. 이제 한국도 보건문제와 안전문제를 분리하고 보건문제보다는 안전문제를 중시해 온 지금까지의 안전보건 활동을 불식하고 노사 주도로 안전 및 건강 위험을 동시에 체계적으로 다루는 경영시스템을 구축할 중요한 시기라고 볼 수 있다.

　그러므로 이 책에서는 현장에서 실시하기 쉬운 안전 및 보건 통합형 경영시스템의 도입·운용 절차를 해설하는 데 역점을 두었다. 사업장의 노사와 노사를 지원하는 안전보건 전문직이 'ILO 가이드라인'을 응용한 안전보건경영시스템의 관점을 그 배경에 포함시켜 이해할 수 있도록 구체적인 추진 방법을 설명하고 있다. 또한 안전 위험도뿐 아니라 건강 위험도에 대해서도 동일한 관점에서 개별 사업장의 특성에 맞추어 평가하고 위험도 저감대책을 동일한 방식으로 실시하는 것이 실효성 있는 위험도 관리에 가장 도움이 되므로 그러한 통합 활동 방법에 대해 중점을 두어서 해설했다. 이처럼 국제 동향을 잘 이해해 그 기본적인 사고방식에 따라 유연하게 추진하는 것이 효과적임을 여러 나라의 실례가 보여주기 때문이다.

이 책을 읽을 때 현재의 안전보건경영시스템 적용상의 두 가지 특징에 특히 유의하시기 바란다. 첫 번째 특징은 기업의 경영방침과 합치되는 최고경영진에 의한 안전보건 방침에 기초한 위험성 평가를 강조하는 점이다. 안전보건 방침에 기초한 안전보건경영시스템은 기업의 현 상황에 맞추어 지금 필요한 직장개선을 착실하게 실시해 가는 목표 관리형 방식이다. 그러므로 계획(Plan) → 실행(Do) → 점검(Check) → 조치(Act)의 단계를 거치는 PDCA 방식이 공통적으로 중시되어 안전 및 보건을 통합한 활동이 가능하게 된다. 두 번째 특징은 노사가 자율적으로 전원 참여하는 참여형 방법을 강조하는 점이다. 'ILO 가이드라인'이 가장 중점을 두는 것도 '근로자 참여'다. 실제로 작업 현장에서 자율적으로 개선책을 제안하는 것을 목표로 한 위험성 평가를 실시해 곧바로 단계적으로 개선하는 절차가 중요하다. 그러기 위해 대책제안점검표와 실제적인 개선책 가이드, 모범실천 사례집 등의 참여형 도구를 적용할 것을 추천한다.

한국과 일본의 안전보건상 문제점은 여러 측면에서 공통점이 많다. 안전과 보건이 통합된 활동을 지원해야 할 시기에 있다는 점도 공통이다. 그러한 활동을 효율적으로 수행하면서 안전보건경영시스템 절차상의 경험을 교류하는 것은 매우 의의가 크다. 이 책의 한국어판이 널리 읽혀 양국 사업장의 위험성 평가 경험, 참여형 직장개선에 대한 현장 경험에 기초한 교류가 촉진되는 일에 도움이 된다면 더 바랄 것이 없겠다.

2009년 9월
일본 노동과학연구소 주임연구원 고기 가즈타카

차례

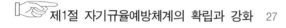

표 차례

그림 차례

안전보건관리체계 구축의 흐름과 열두 단계

여기서는 현재 국내외에서 진행되고 있는 선진적인 움직임을 참고해 국내의 실정에 맞는 안전보건관리체계(OHS-MS)를 기업 안에 구축하고 운영하면서 실질적으로 어떻게 진행시킬지를 보여준다.

안전보건관리체계는 커다란 국제적인 흐름이 되어 귀중한 경험을 축적하고 있다. 그러한 경험을 정리해 보면 실제적인 추진 방법을 제안할 수 있으며 현장의 안전·건강 위험도 평가 및 관리를 골격으로 한 기본단계를 제시할 수 있다.

영국의 BS 8800을 비롯해 국제적으로 인지되고 있는 각국의 안전보건관리체계 규격 및 가이드라인을 참조하면 그 공통 항목을 추출해 추진 방법의 흐름도를 제시할 수 있다(〈그림 1-1〉 참조). 한국산업안전보건공단의 'KOSHA-MS'와도 정합성을 갖도록 배려했으며, 국제노동기구의 OSH 2001이 제시하는 주요 요소도 여기서 제시한 안전보건관리체계의 단계별 흐름도에 잘 반영되고 있다.

〈그림 1-1〉의 흐름도는 여섯 개의 중요한 기본단계로 구성되어 있다. 위험성 평가에서부터 위험도 관리 및 개선까지의 세 단계와 그 자율점검에 해당되는 부서별 감사 단계 등 총 네 단계가 점선 안에 위치하고, 그 전제로서 자기규율예방체계의 확립 단계와 위험도 관리 및 자체감사를 기초로 한 종합점검에서부터 지속적인 개선 단계 등 두 단계가 점선 밖의 좌측에 위치한다. 이 여섯 가지 기본단계를 하나씩 확실하게 추진하면 안전보건관리체계로서 잘 운용된다. 여섯 가지의 기본단계는 ① 자기규율예방

그림 1-1 사업장의 안전보건관리체계 구축 절차

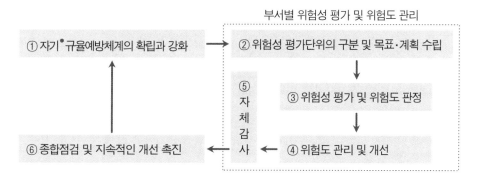

• 원문의 표현은 '自主的'이며, 스스로의 책임하(자기규율)에 수행하는 것을 의미한다.

체계의 확립과 강화, ② 위험성 평가단위의 구분 및 목표·계획 수립, ③ 위험성 평가 및 위험도 판정, ④ 위험도 관리 및 개선, ⑤ 자체감사, ⑥ 종합점검 및 지속적인 개선 촉진이며 모든 단계가 필요 불가결하다.

여기서 '위험도(risk)'라는 용어가 자주 사용되는 것을 볼 수 있다. 그 이유는 부서별 '위험성 평가(risk assessment)'와 그 평가에 기초한 '위험도 관리(risk management)'야말로 안전보건관리체계의 근간이기 때문이다. 동시에 이러한 위험성 평가와 위험도 관리가 부서 전체의 동의를 얻어서 자율적으로 수행되도록 하는 것을 중요시하는 구성으로 되어 있다. 이러한 내용은 그동안의 국내외 동향을 반영한 것이다.

위험도란, 부서별로 현실적으로 안전 및 건강상의 문제점을 일으킬 우려를 가진 요인, 또는 대처를 해야 하는 요인인 직장의 잠재적인 '유해위험요인(hazard)'의 중대성과 그 유해위험요인이 각 사업장에서 실제로 안전보건상의 문제를 일으킬 가능성이 어느 정도 있는지를 가미한 개념이다. 즉, 각 사업장에서 실제적인 장애 발생의 확률을 나타내는 중요한 관점이다. 여기서는 'risk'를 '위험도', '위험성', 또는 '위험'이라고 번역했다. '위험'이라고 번역한 경우에도 'danger'의 의미는 아니며, '각 사업장에서의 실제적인 발생 가능성'이라는 의미다. 본문에서도 설명하고 있지만, 유해위험요인이 있다고 해서 당해 사업장에서 반드시 안전보건상의 문제를 일으키는 것은 아니므로, 위험도를 유해위험요인과 대비되는 개념으로 사용하고 있다.

여섯 가지 기본단계 중 최초의 단계는 **자기규율예방체계의 확립과 강화**로서 '자율적 관리'를 강조했다. 성과를 낼 수 있는 안전보건관리체계를 수행하는 데는 사업장별 '자율적 관리'가 주축이 된다. 전사적(全社的)으로 주체적인 참여와 노사의 협력이 필요하고, 그 기반으로서 자기규율예방체계의 확립과 강화가 중요하다.

다음의 **위험성 평가단위의 구분 및 목표·계획 수립** 단계에서는 위험성 평가를 실시하기 위한 준비로서, 실시하기 쉽도록 작업단위 또는 작업내용을 구분해 구체적인 목표와 실시 일정을 정한다.

위험성 평가 및 위험도 판정 단계에서는 실제로 위험성 평가와 위험도 판정을 실시해 개선을 위한 조치가 결정된다. 위험성 평가는 안전보건관리체계에서 가장 중요한 활동이지만, 위험성 평가와 그에 따른 후속대책 마련이 성과를 올리기 위해서는 그 준비단계에서 자율적 관리를 확립하고 주체적인 참여와 계획을 수립하는 것이 열쇠라고 해도 과언이 아니다.

위험도 관리 및 개선 단계는 문서관리 및 교육·훈련을 기반으로 해서 일상적으로 행해지는 활동과 설비의 향상, 또는 긴급사태에 대비한 준비 및 활동 등 안전보건에서의 일상 활동에 해당된다. 물론 안전보건관리체계의 향상을 위한 여러 가지 활동도 해당된다.

이어지는 자체감사 단계도 안전보건관리체계의 커다란 특색이다. 자율적인 감사의 구조를 만들어 제삼자를 감사자로 함으로써 위험성 평가 및 위험도 관리 활동의 성과와 과제에 대해 객관적인 조언을 얻어 한층 더 향상되는 것을 목표로 한다.

마지막으로 종합점검 및 지속적인 개선 촉진 단계에서는 자율적 관리의 정도와 문서·정보의 공유 등을 종합적으로 점검해 지속적인 개선을 촉진하는 체제를 강화하고, 다시 자기규율예방체계의 확립과 강화로 돌아오게 된다.

이러한 각 단계를 반복함에 따라 더 높은 수준의 안전보건관리체계가 확립되고 실제로 안전보건상의 위험도가 낮아지는 것을 잘 이해할 수 있을 것이다.

안전보건관리체계를 구축하는 과정에서 앞의 여섯 개 기본단계를 실천하기 위한 구체적인 단계로서 열두 개 단계를 제시할 수 있다(〈그림 1-2〉 참조).

제1단계 '초기 상황 확인'과 제2단계 '전사적인 참여의 명확화와 근로자 의견 존중', 제3단계 '안전보건방침서 작성'은 자기규율예방체계의 확립과 강화에 해당되고, 제4단계 '위험성 평가단위 구분과 유해위험요인 확인', 제5단계 '중기·단기 목표 명시와 효과판정지표 선정', 제6단계 '안전보건관리체계 실시계획 작성'은 위험성 평가단위의 구분 및 목표·계획 수립에 해당된다. 제7단계 '위험성 평가'와 제8단계 '위험도 판정(조치 선정)과 기록'은 안전보건관리체계의 핵심 업무인 위험성 평가 및 위험도 판정에 해당되며, 제9단계 '일상적 위험도 관리·운용 강화'와 제10단계 '위험도 관리조치의 상호 조정'은 위험도 관리 및 개선에 해당된다. 제11단계 '자체감사'는 자체감사에, 제12단계 '지속적인 개선과 종합점검'은 종합점검 및 지속적인 개선 촉진에 해당된다.

이 내용은 분량이 상당히 많지만 개별 사업장의 상황에 따라 실천하기 쉬운 부분부터 실천하기 쉬운 방법으로 실천해 가면 된다. 그러한 실제적인 추진 방법이 오히려 안전보건관리체계의 특색을 잘 살릴 수 있다.

이미 안전보건관리체계를 도입해 구축이 완료된 사업장에서는 이 책에 쓰여 있는 내

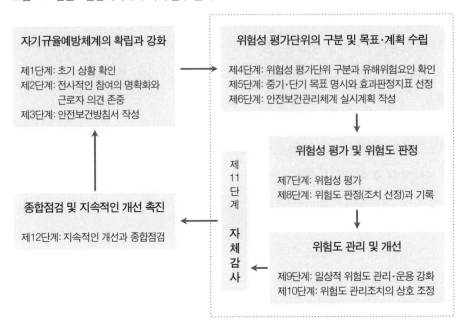

그림 1-2 안전보건관리체계 구축의 열두 단계

자기규율예방체계의 확립과 강화

제1단계: 초기 상황 확인
제2단계: 전사적인 참여의 명확화와
　　　　　근로자 의견 존중
제3단계: 안전보건방침서 작성

위험성 평가단위의 구분 및 목표·계획 수립

제4단계: 위험성 평가단위 구분과 유해위험요인 확인
제5단계: 중기·단기 목표 명시와 효과판정지표 선정
제6단계: 안전보건관리체계 실시계획 작성

위험성 평가 및 위험도 판정

제7단계: 위험성 평가
제8단계: 위험도 판정(조치 선정)과 기록

제11단계 자체감사

종합점검 및 지속적인 개선 촉진

제12단계: 지속적인 개선과 종합점검

위험도 관리 및 개선

제9단계: 일상적 위험도 관리·운용 강화
제10단계: 위험도 관리조치의 상호 조정

용을 자체 사업장의 상황을 재점검하기 위한 점검표로 활용할 수 있을 것이다. 한편 앞으로 안전보건관리체계를 도입하려는 사업장에서는 사내의 합의를 이끌어내고 현 상황의 초기 점검을 하는 도구로 활용할 수 있을 것이다.

　ISO 9000 및 ISO 14000이 도입된 시기에 그랬던 것처럼, 먼저 생긴 국제규격에 무조건 대응하려고 매뉴얼 그대로 따라 하는 것은 안전보건관리체계 구축에 도움이 되지 않는다. 자체 사업장의 현황을 개괄하면서 안전보건관리체계를 어떻게 활용해 나갈 것인지가 중요하다. 그러므로 단순히 매뉴얼에서 요구하고 있는 문서를 무조건 갖추어놓을 것이 아니라, 기업이 모처럼 귀중한 시간, 인적자원, 예산을 사용해 실천하는 만큼 투자 효과가 있도록, 실제로 안전보건 및 생산성의 향상에 도움이 되고 활력이 넘치는 직장 가꾸기에 공헌하게 하는 것이 바람직하다.

용어의 정의

이 책에서 사용하는 기본용어의 의미는 다음 표와 같다.

표 1-1 기본용어 해설

문서	안전보건방침서	◦ 사업장의 안전보건에 대한 사고방식 및 행동방침을 기술한, 접근하기 쉬운 기본문서
	안전보건관리체계 매뉴얼	◦ 사업장 내의 위험도 및 관리 방법 등을 계통적으로 기술·집약한 문서 ◦ '안전보건관리 매뉴얼' 등 다른 이름으로 불리기도 한다.
	절차서	◦ 각 직장단위별 위험도와 관리 방법을 현장에서 실천할 수 있도록 정리한, 접근하기 쉬운 기본문서
직종·인적자원	근로자 또는 작업자	◦ 현장에서 일하는 근로자
	관리감독자(작업주임)	◦ 몇 명 내지 수십 명 정도 되는 현장 작업자들의 리더 ◦ 현장 책임자를 말하며, 사업장에 따라서는 반장, 라인관리자라고도 부른다. ◦ 대개 이들 중에서 법적 안전보건 담당인력인 관리감독자가 지정된다.
	각 부서의 책임자	◦ 영업 및 행정 부서, 생산 및 서비스 부서 등의 부장, 과장 등 관리직
	안전보건 담당인력 (안전보건 전문인력)	◦ '산업안전보건법'에 그 자격요건이 정해져 있는 전문인력(산업보건의, 보건관리자, 안전관리자 등) 또는 회사에서 '산업안전보건법'에 따라 지정한 안전보건관리 책임자, 관리감독자 등 안전보건 담당인력

주: 이외에도 안전보건에 관한 각종 문서가 있으며, 직종에 대한 호칭 및 종류도 다양하지만 이 책에서는 최소한의 용어만 사용했다.

제 2 장

Successful Safety and
Health Management and
Risk Assessment at Workplace

안전보건관리체계의
열두 단계

제 2 장

Successful Safety and
Health Management and
Risk Assessment at Workplace

안전보건관리체계의
열두 단계

제1단계
초기 상황 확인

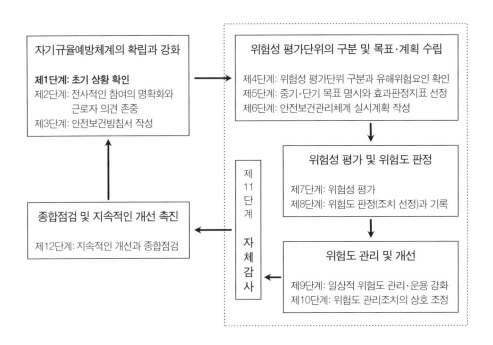

자기규율예방체계의 확립과 강화

제1단계: 초기 상황 확인
제2단계: 전사적인 참여의 명확화와
근로자 의견 존중
제3단계: 안전보건방침서 작성

위험성 평가단위의 구분 및 목표·계획 수립

제4단계: 위험성 평가단위 구분과 유해위험요인 확인
제5단계: 중기·단기 목표 명시와 효과판정지표 선정
제6단계: 안전보건관리체계 실시계획 작성

위험성 평가 및 위험도 판정

제7단계: 위험성 평가
제8단계: 위험도 판정(조치 선정)과 기록

종합점검 및 지속적인 개선 촉진

제12단계: 지속적인 개선과 종합점검

제11단계 자체감사

위험도 관리 및 개선

제9단계: 일상적 위험도 관리·운용 강화
제10단계: 위험도 관리조치의 상호 조정

1.1. 초기 점검
1.2. 명확한 의사 표명

✳ 1.1. 초기 점검

사업장 내의 안전보건 활동과 그 성과 및 현황을 일차적으로 파악하고
향후의 안전보건관리체계 구축을 위한 방향성을 모색한다.

1.1.1. 목적

❶ 시스템 구축을 통해서 매년 실시하는 유해위험요인 평가 및 대책의 개요를 이해
한다.

❷ 사업장에서의 안전보건관리와 그 시스템의 현황을 다시 파악한다.

1.1.2. 주안점

❶ 당해 사업장에서 산업안전보건의 인적자원과 그 활동 상황에 대한 현황을 파악
한다.

❷ 산업안전보건 문제가 될 만한 상황을 열거하고, 개선책이 꼭 필요한 점들을 개략
적으로 파악한다.

❸ 외부 전문기관이나 전문가로부터 필요한 자료 및 정보를 입수한다(상대 외부기관
을 잘 모르거나 시간이 걸릴 것 같으면 뒤로 늦추어도 무방함).

❹ 어느 정도까지 내부에서 대처할 수 있으며 어느 정도까지 외부의 도움이 필요한
지에 대해 너무 시간을 들이지 않는 범위에서 대체적으로 예측한다.

☞ 완벽을 기하려고 하지 말고 현재 입수 가능한 정보와 활동 기록을 종합적으로 검토해 전
체적인 개요를 이해하는 데 중점을 둔다.

1.1.3. 활동 개요

• 활동 목표	◦ 사업장의 산업안전보건 활동 현황과 유해위험요인의 개략에 대해 현재 가진 정보, 기록 등을 참조해 간단히 점검한다.
• 담당인력	◦ 각 부서의 책임자 ◦ 전체 안전보건관리체계의 관점에서 경영층의 대표가 총괄한다. ◦ 보건관리자 등 안전보건 담당인력이 협력한다.
• 활동 예	◦ 직장에서 대처해 온 산업안전보건 활동의 성과 및 문제점의 개요에 대해, 또한 안전보건 담당인력 및 산업안전보건위원회 등이 어떻게 그 역할을 수행해 왔는지에 대해 근로자의 의견을 듣거나 기록을 점검한다. ◦ 취급 화학물질, 기계설비, 사고사례 및 질병사례의 개요에 대해 점검한다.
• 이 단계의 특징	◦ 산업안전보건 현황과 개선 요구도를 시스템적으로 광범하게 파악한다. 동시에 사업장에서 안전보건 활동이 효율적으로 운용되고 있는지에 대해 새로운 관점에서 재확인한다.
• 유의점	◦ 법규에 규정되어 있지 않더라도 사업장에서의 주요한 안전보건 문제는 적극적으로 그 대상에 포함시킨다. ◦ 법규를 만족하고 있는지 여부를 파악하는 것이 아니라 안전보건 활동이 실제적인 성과를 올리고 있는지를 재검토한다.

1.1.4. 실시 요령

❶ 기존 산업안전보건 활동 부서의 최근 수년간 활동항목을 점검하고, 점검표에 의한 점검 결과와 직장순시 결과를 이용해 사업장의 유해위험요인을 열거한다.

❷ 법규상으로 정해진 요구사항과 법규에 정해지지는 않았지만 당해 사업장의 문제라고 생각되는 사항을 열거한다. 그중 현저한 영향을 미칠 것으로 생각되는 유해위험요인을 확인한다. 기존의 산업안전보건 활동 및 안전보건관리체계 방침에서 보아 현장의 관행과 절차상의 개선이 필요한 것을 기록한다.

❸ 현저한 영향을 미칠 것으로 생각되는 유해위험요인을 확인할 때는 기계의 안전설비, 취급 화학물질의 보관·사용, 제조공정 등 개별 직장 특성에서 보아 특별한 배려가 필요한 사항이 누락되지 않도록 충분히 고려한다.

❹ 현장의 정상적인 작업뿐만 아니라 비정상적인 작업(대보수정비 등)이나 잠재적인 긴급사태 등도 다루어 가능성이 있는 모든 중요사고가 고려 대상이 되도록 확인한다.

❺ 초기 점검의 결과는 〈표 2-1〉과 〈표 2-2〉에서 보는 것처럼 요점을 기록해 산업안전보건위원회 등 간부회의에서 설명한다. 그 후 다음 단계인 '안전보건경영방침'으로 연결한다.

표 2-1 초기 상황 점검을 신속하게 실시하기 위한 점검 포인트

① 기록과 절차서류 확인	과거의 재해나 휴업 기록, 안전작업 절차서, 직장순시와 품질관리 등 직장 소그룹 활동의 기록
② 현장 위험도의 개략적인 파악	근로자로부터 의견청취, 현장의 관리감독자(작업주임) 등으로부터 의견청취, 산업보건의 및 보건관리자로부터 의견청취, 각 부서 담당 책임자로부터 의견청취
③ 법에 의한 요구사항과 관련 활동	보건관리자, 안전관리자의 선임과 그 활동 기록, 산업안전보건위원회의 개최 상황과 기록, 위험한 기계류의 정기점검 기록, 유해 화학물질 사용 기록, 작업환경측정 및 건강진단 결과의 연도별 비교 등

표 2-2 국제노동기구 직장개선 프로젝트(WISE)에서 여덟 개의 기술 분야(부록 참조)

현장에서 개략적인 위험도를 점검하고자 할 때 안전과 보건 분야를 빠뜨리지 않고 체크하기 위한 기준으로 도움이 된다.

① 물건의 운반 및 저장	통로의 정비, 대차의 활용, 다단앵글의 설치
② 생산기계안전	안전덮개, 표시, 안전장치, 자동공급장치 이용 등
③ 작업대	적절한 높이의 작업대, 손 닿는 범위, 고정도구, 시야 확보
④ 유해물질 관리	MSDS, 라벨, 밀폐 여부, 환기장치, 보호구 등
⑤ 조명	자연광 이용, 국소 조명, 눈부심 방지
⑥ 구내정비	온열환경, 분진대책, 방화설비, 긴급 피난통로 확보 등
⑦ 복지시설	작업장 부근의 화장실, 휴게실 등
⑧ 작업편성	단순 반복작업 방지, 배치도, 의사소통 등

주: WISE는 'Work Improvement in Small Enterprise'의 약어다. 국제노동기구가 개발했으며, 사업주와 근로자들에게 보다 생산성이 향상되고 일하기 좋은 직장을 만드는 데 도움을 주기 위해 간단하고 효과적이며 비용이 적게 드는 아이디어를 사용하도록 알려주는 중소기업을 위한 프로그램이다.

✱ 1.2. 명확한 의사 표명

> 안전보건관리체계를 구축해 산업안전보건 수준을 향상시키겠다는
> 경영책임자의 의사를 명확히 하고 직원에게 설명한다.

1.2.1. 목적

❶ 경영책임자로서 안전보건관리체계를 구축하겠다는 의사를 명확히 표명하고, 전사적으로 필요충분한 설명을 한다.

❷ 의사 표명을 통해 지금까지의 수동적인 구조와는 다르다는 것을 구체적으로 보여주면서 전 직원의 주체적인 참여의식을 높인다.

1.2.2. 활동 개요

• 활동 목표	◦ 기업 경영책임자가 명확하게 의사를 표명하고 각 직급의 임직원에게 충분히 설명한다. ◦ 전 직원의 주체적인 참여의식을 향상한다.
• 담당인력	◦ 기업의 경영책임자 및 간부
• 활동 예	◦ 기업 간부회의, 산업안전보건위원회에서 전사적으로 설득력 있게 설명한다.
• 이 단계의 특징	◦ 사내의 주체적인 전체 의견을 토대로 안전보건관리체계를 실시해 성과를 올리기 위한 중요한 단계다.
• 유의점	◦ 안전보건을 다루는 것이 회사 직원 한 사람, 한 사람에게 중요한 과제이고, 또한 주체적인 참여가 필요하다는 것을 충분히 설명하고 토론한다. ◦ 법규를 만족하고 있는지 여부를 파악하는 것이 아니라 안전보건 활동이 실제적인 성과를 올리고 있는지를 재검토한다.

표 2-3 사업장 안전보건관리체계 수준에 따른 이 책의 활용법

안전보건경영 수준	활용법
이미 훌륭한 안전보건관리체계를 운용하고 있는 사업장	활동을 검토하고 개선하는 기회로 삼는다. 이 책의 내용은 점검표로 활용한다.
그동안 안전보건의 실적은 있지만 다시 한 단계 위로 수준을 높이고 싶은 사업장	재해발생보다 일상 활동의 성능평가에 주축을 둔 목표와 지속적인 개선 시스템을 구축한다.
안전보건의 효율적인 활동이 없거나 시스템이 없는 중소사업장	저비용으로 가능한 것부터 곧바로 개선하는 것을 목표로 하는 실용적인 지침으로 활용한다.

1.2.3. 실시 요령

❶ 대개 초기 점검을 통해 안전보건 현황을 파악한 후에 시행하지만, 안전보건관리체계의 필요성과 상황에 따라 초기 점검과 병행하거나 선행할 수도 있다.

❷ 기업 간부회의 및 산업안전보건위원회에서 경영책임자가 스스로 의사 표명을 하는 것이 중요하다. 또 전체 직원이 모이는 조회나 사내집회에서 경영책임자가 스스로 의사 표명을 하는 것이 중요하며, 대리를 시키지 말고 직접 표명하는 것이 중요하다. 이미 안전보건관리체계를 실시하고 있는 곳에서도 이전의 활동을 돌이켜 보고 새롭게 기업 전체로서 어떻게 활동할 것인지에 대해 의사 표명을 한다.

❸ 가능하다면 설명회와 후속적인 의견 교환회를 열고 안전보건관리체계 개요를 설명한다.

설명 내용의 요점으로는 첫째, 안전보건관리체계는 직원 스스로의 안전과 건강에 직접적으로 도움이 되는 것을 목적으로 한다는 것, 둘째, 지금까지도 노사의 노력으로 재해발생 건수는 감소한 실적이 있으나 더 나아가 이전의 재해발생을 기준으로 한 안전보건관리 방법을 대신하는 일상적인 안전보건 대책의 성능을 평가하는 관리 방법이 유효하다는 것, 셋째, 안전보건관리체계는 직원에게 강제적인 업무목표와 부담을 주는 것이 아니라 주체적인 참여(위험도의 개략적인 파악 및 대책 강구) 자세를 만드는 데 요점이 있다는 것을 강조한다. 그 후 여러 질문에 가

능하면 친절하게 회답하고, 의문이 있으면 계속해서 심의하거나 산업안전보건위원회에서 토의한다. 직원들이 '자신이 모르는 상황에서 경영층이 제멋대로 무언가를 하고 있다'는 이미지를 갖지 않게 하는 것이 매우 중요하다.

그림 2-1 안전보건관리체계에 대한 오해와 진실

오해		진실
선진적인 안전보건 활동으로서 다음 단계에나 고려해 보겠다.	→	어느 기업에서나 적용 가능하며 특히 중소기업에서 잘 실천할 수 있다.
복잡하고 다량의 문서화가 필요하다.	→	문서화는 필요한 최저한도로 할 수 있다.
어려운 계산과 정량화가 필요하다.	→	대부분의 경우 주관적이거나 정성적인 평가로 가능하다.
한국의 제도를 바꾸려는 국제적인 압력이다.	→	여러 국가에서 이미 실적이 있는 방법이다.
준비하는 데 대단한 노력과 비용이 필요하다.	→	가능한 것부터 시작해 지속적으로 개선해 나간다.
현장과 근로자의 자기책임과 부담이 커진다.	→	사업주 책임의 명확화와 근로자 참여의 확대가 중요하다.

표 2-4 성공적인 안전보건관리체계의 구축 시 이점

- 안전보건 위험도의 철저한 검토
- 체계적인 안전보건 성과평가 수법
- 전사적인 주체적 참여
- 선진적인 대외·고객 이미지

그림 2-2 반대 의견과 신중론에 대한 설득의 포인트

반대·신중론		설득의 포인트
비용이 든다.	→	당장의 목적은 인증이 아니며 현재 있는 자원으로 시작할 수 있다.
직원의 부담이 늘어난다.	→	가능한 것부터 시작하며 업무시간 내에 수행한다.
기존 안전보건 활동으로 충분하다.	→	성능평가를 새로이 하는 시스템이 필요하다.
직원의 참여를 유도하기 어렵다.	→	관심 있는 사람부터 서서히 협력을 얻으면 된다.

제2단계
전사적인 참여의 명확화와 근로자 의견 존중

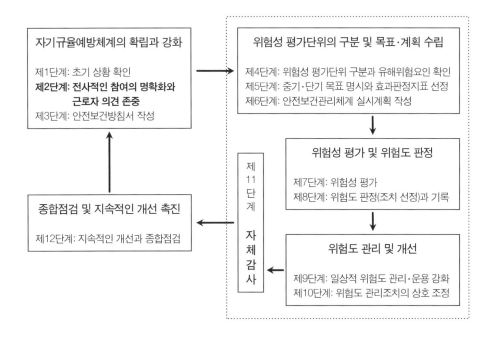

2.1. 책임자의 지명

2.2. 책임분담의 명확화

2.3. 근로자 의견 존중

*2.1. 책임자의 지명

자원 분배, 조직화, 안전보건관리체계 기능에 책임을 갖는 중간책임자를 지명한다.

2.1.1. 목적

경영·생산에 통합된 일부분으로서 안전보건을 명실상부하게 기업 활동의 중심으로 자리 잡도록 하는 것을 명확히 하기 위해 안전보건관리체계에 요구되는 책임 간부를 지명하고 조직을 구성한다.

2.1.2. 활동 개요

● 활동 목표	○ 안전보건에 책임을 지는 간부의 역할과 요구되는 자질을 이해한다. ○ 시스템화된 단계에서 성과의 점검과 의견 반영의 환류 고리를 갖춘 조직을 만든다.
● 담당인력	○ 경영책임자가 안전보건관리체계 구축에 책임을 지는 간부(안전보건 간부(예: 안전보건관리 책임자))를 지명한다. ○ 지명된 간부는 조직 구성과 자원 분배에 책임을 진다.
● 활동 예	○ 기업 간부회의에서 안전보건의 중요성과 생산과의 통합에 대해 설득력 있는 설명을 한다.
● 이 단계의 특징	○ 시스템 구축에서 근간이 되는 단계. 개별적인 작업현장에서의 개선 노력이 가장 큰 힘을 발휘할 수 있도록 안전보건관리체계를 구축한다.
● 유의점	○ 일상적으로 안전보건 활동이 진행되어 성과 점검 및 의사 반영을 위해 환류되고, 실제로 한 걸음씩 지속적으로 개선될 수 있는 시스템을 구축하는 것에 주력한다.

그림 2-3 책임간부에게 요구되는 역할

안전보건 사령탑으로서의 리더 활동 →	생산과 통합된 본질적인 부분으로서 안전보건의 성과·과제를 간부회의에서 보고한다.
전사적인 주체적 참여를 위한 관리 경험 →	지속적인 개선을 위한 전사적 동기 부여와 주체적인 활동을 지원한다.
수행하기 쉬운 기술요소의 통찰 (특히 중소기업의 경우) →	저비용으로 현장에서 곧바로 효과가 나타나는 분야를 우선 지원한다.

2.1.3. 실시 요령

❶ 지명된 안전보건 책임간부는 실제로 경영회의에서도 중요한 역할을 한다. 즉, 그 간부의 직책은 아무도 원하지 않는 한직이 아니라 생산의 중추와 관련된 사령탑이라는 인식이 필요하다. 안전보건이 기업 활동에서 필수 불가결한 부분이며 근로자의 기본적인 인권의 일부라는 것을 이해해야 한다.

❷ 안전보건의 개선이 기업의 경쟁력을 높이고 생산력 향상에 연결되는 성과가 나타난다. 이러한 안전보건 개선에서 비용-편익 효과의 측면은 안전보건관리체계화의 추진력이 되고 있다. 지명된 간부는 이러한 측면을 잘 이해해야 하고, 사내 전체에도 설명해야 한다.

❸ 안전보건 책임간부에게 요구되는 가장 큰 자질은, 안전보건관리체계를 시스템으로 이해해 그 시스템을 강화하고, 전사적 활동의 총화를 최대로 하기 위해서 스스로 무엇을 하는 것이 필요한지를 확실히 이해해 그것을 실천하는 관리적 자질이다. 안전보건 책임간부는 안전보건과 그 외의 사업경영이 잘 연계되도록 조직체제를 정비하고 자원이 분배되도록 할 책임이 있다. 즉, 안전보건과 사업경영의 적절한 균형을 취하는 것이 주안점이 된다.

❹ 조직을 만들 때 다양한 부서의 사람들이 함께 활동할 수 있는 방식을 확립하는 것이 바람직하다. 경영자원을 유효하게 활용하기 위해서는 관련 부서가 유기적으로 충분한 의사소통을 유지하면서 연결할 수 있는 조직 구성과 직장 풍토를 배양해야 한다.

✱ 2.2. 책임분담의 명확화

직장 각 부서의 책임자·관리감독자(작업주임)·근로자·안전보건담당자·
산업보건의 등 산업보건 담당인력 각각에 대해 책임분담과 권한을 명확히 해서
경영책임자로부터 실행을 위한 강력한 지지를 받고 있음을 명시한다.

2.2.1. 목적
안전보건관리체계에서 중요한 것은 조직화된 전원 참여 시스템을 만드는 것이다.

2.2.2. 주안점
❶ 자신의 의견이 받아들여져 참여하고 있다는 느낌을 갖게 한다.
❷ 책임을 무리하게 강요받은 것이 아니라 경영책임자의 지지 아래에서 자기 역할
을 자립적으로 담당하고 있다는 자부심을 갖게 한다.
❸ 자기 분야에서 자신이 무엇을 하면 좋은지에 대해 구체적으로 명확히 한다.
❹ 각자의 책임을 다하도록 하기 위해 눈에 보이는 지원이 필요하다(예를 들어 경영
책임자의 순회 또는 연수회 개최).

2.2.3. 활동 개요

• 활동 목표	◦ 각 부서의 책임자·관리감독자(작업주임)·근로자·안전보건 담당인력의 책임과 권한을 명확히 해서 지속적인 개선이 가능한 안전보건관리체계의 기초를 쌓는다.
• 담당인력	◦ 안전보건 책임간부 및 각 부서의 책임자, 안전보건 담당인력 ◦ 이들이 동시에 직장의 각 부서를 방문해 실태를 파악하고 현장의 관리감독자(작업주임) 및 근로자의 의견을 받아들인다.
• 활동 예	◦ 각 부서의 관리자·관리감독자(작업주임)·근로자가 안전보건에서 해

	야 할 역할을 이해하고 설명할 수 있어야 한다.
	◦ 산업안전보건위원회를 통해 토론을 활성화하고 역할분담을 명확히 한다.
● 이 단계의 특징	◦ 안전보건관리체계가 실제로 기능하게 하기 위한 중요한 포석이다.
	◦ 전원이 시스템 안에서 무엇을 할 것인지, 자신의 역할이 전체 속에서 어떠한 위치를 갖게 되는지 이해한다.
● 유의점	◦ 책임분담은 공평하고 명확하게 하며, 각 현장의 주체성을 존중하고, 환류 고리에 의한 지원과 문제 발생 시의 지원체제를 확립한다.

표 2-5 각 직책의 역할

직책	일상적인 안전보건 활동에서 역할분담의 예
현장의 관리감독자 (작업주임)와 근로자	◦ 현장에서의 위험성 평가와 위험도 관리를 일상적으로 수행한다. ◦ 안전보건 담당인력으로부터 전문정보 및 기술 지원을 얻어 직장의 위험도 관리와 개선에 관해 필요한 능력과 경험을 확대한다.
각 부서의 책임자 (부장, 과장 등 관리직)	◦ 직장 내에서 담당하는 일상 활동 성과와 필요정보를 정리하고 의사소통을 확보한다. ◦ 부서 내의 위험성 평가와 개선을 촉진한다. ◦ 현장요원들이 활동하기 쉽도록 필요자원의 분배를 입안하고 실시하며 정보 교환을 총괄 추진한다.
안전보건 담당인력	◦ 안전보건관리체계의 전반적인 기술정보를 수집하고 집약화한다. ◦ 계획과 문서화 등에 대한 정보·조언을 제공한다. ◦ 각 현장이 일상적으로 계속해서 위험도 관리와 개선을 실시하도록 기술을 지원하고 트레이닝한다.
안전보건 책임간부	◦ 각 부서의 활동 성과 및 과제를 파악하고, 현장요원들이 수행하기 쉬운 안전보건관리체계 구축과 능력 향상을 지원한다. ◦ 간부회의에서 보고해 생산시스템 속에 자리매김하고, 개선에 필요한 필요자원을 배분한다.

경영책임자	◦ 안전보건을 전체 사업경영의 본질적 부분으로서 도입 수행할 것이라는 명확한 의사를 표명한다. ◦ 안전보건관리체계가 확실하게 성과를 올리도록 지휘하고 격려한다. 현장 직접 방문을 포함해 기업 내의 활동을 점검한다.

2.2.4. 실시 요령

❶ 관리자·현장의 관리감독자(작업주임)·근로자·안전보건 담당인력의 책임과 권한을 명확히 한다. 통상적으로 관리자의 책임은 '시스템을 조직하고 그 실시를 확보하는 것'이고, 현장의 관리감독자(작업주임)·근로자는 '계획에 참여하고 실행하는 것'이며, 안전보건 담당인력은 '기술적 지원'을 맡는다. 안전보건관리체계 구축을 위해 프로젝트 팀을 만드는 경우에도 안전보건관리체계가 구축되고 난 후까지 지속적인 개선을 추진하기 위해서는 전사적인 주체적 참여에 초점을 맞추어야 한다.

❷ 각 직책의 한 사람, 한 사람이 자신의 책임과 권한을 철저히 주지하도록 한다. 정해진 책임과 권한이 전체 속에서 어떻게 자리매김을 하고 지속적인 개선을 위해 환류 고리 속에서 어떻게 강화·지지되는지를 결정한다.

❸ 안전보건관리체계의 성과를 높이는 것을 보증하기 위해 충분한 자원 배분을 한다. 여기서 자원 배분이란 반드시 경제적인 자원만을 의미하는 것이 아니고, 인적자원, 업무시간 내에서 안전보건관리체계에 배분되는 시간, 필요한 교육 및 훈련, 내부·외부 전문가와의 협력 등을 포함한다.

❹ 각 직책에서 규정된 책임과 부여받은 권한을 수행하기 위해 필요한 정보를 부여하고 훈련한다.

❺ 조직은 안전보건관리체계 구축의 축을 이루는 것이다. 여기서 조직이란 고리를 유지하면서 성과 점검과 의견 반영의 환류가 항상 이루어지는 조직이어야 한다.

*2.3. 근로자 의견 존중

근로자가 산업안전보건위원회와 기타 그룹 활동을 통해
안전보건 방침과 계획에 대해 의견을 말할 수 있고
그 의견이 존중될 것임을 명확히 한다.

2.3.1. 목적

안전보건관리체계에서 근로자의 자율적 참여는 매우 중요하다. 안전보건관리체계 전체가 사실상 근로자 참여형 방법으로 구성된다고 볼 수 있다. '참여형'이란 한 사람, 한 사람이 참여하는 기회, 그 촉진 활동, 그를 위한 교육 및 훈련과 정보 제시가 있는 것을 말한다. 특히 다양화되고 복잡화되어 가는 직장의 위험도를 지속적으로 찾아내기 위해서는 근로자 자신이 안전보건의 수동적인 대상자가 아니라 중요한 담당자라는 실감과 체험을 갖게 하는 시스템을 만드는 것이 중요하다.

2.3.2. 활동 개요

• 활동 목표	◦ 현장의 생생한 안전보건 정보를 많이 갖고 있는 근로자의 의견을 받아들이는 의사소통 방법을 확립하고, 그 의견을 실제로 도입해 공동으로 개선한다.
• 담당인력	◦ 안전보건 책임간부(예: 안전보건관리 책임자), 안전보건 담당인력 ◦ 현장을 자주 방문해 근로자 및 현장의 관리감독자(작업주임)와 의사소통을 하고, 그 의견을 받아들인다.
• 활동 예	◦ 산업안전보건위원회에서의 직장개선을 위한 노사 공동작업과 공동 직장순시, 각 직책에서의 소그룹 활동
• 이 단계의 특징	◦ 근로자, 노동조합이 안전보건 개선의 중요한 파트너로서 자리매김한다. 그 의견과 정보는 지속적인 개선을 위해 귀중하다.
• 유의점	◦ 근로자가 자기 의견이 확실하게 존중되고, 또 자기가 안전보건을 개

선하는 역할을 하고 있음을 실감할 수 있도록 시스템을 활성화하는
것이 중요하다.

2.3.3. 실시 요령

❶ 안전보건관리체계 구축에서의 의사 표명 및 구축 경위를 노동조합과 근로자 대
표에게 설명하고 협력을 구한다. 이미 안전보건관리체계를 운용하고 있는 경우
에는 노동조합과 근로자 대표가 충분히 설명을 듣고 협력하는 체제인지를 본다.

❷ 직장 안에서 근로자의 의견을 기초로 해서 개선이 진행된 예를 검토한다. 어떤 과
정으로 현장 근로자의 의견이 받아들여지고 개선까지 되었는지를 검토한다.

❸ 노동조합이 안전보건의 향상을 위해 지금까지 어떤 역할을 해왔는지를 검토한다.
산업안전보건위원회의 기록 등을 참조한다.

❹ 근로자의 참여, 의견 존중이 다음의 각 활동을 통해 충분하게 지지되도록 한다.
  ◦ 안전보건 실시계획 작성
  ◦ 위험성 평가 및 개선 활동
  ◦ 근로자가 소그룹 단위로 토의하고 의견을 표명하는 기회, 그러한 장의 설정
  ◦ 교육 및 훈련
  ◦ 위험도와 예방조치에 대한 정보 제시
  ◦ 안전보건관리체계 매뉴얼 및 절차서 작성

❺ 산업안전보건위원회 이외에 산업안전에 관한 근로자의 의견과 개선 제안이 제시
되는 소그룹 활동과 부서별 미팅 등의 기회는 어떠한 것이 있고 그것이 어떠한 역
할을 했는지를 확인한다.

제3단계
안전보건방침서 작성

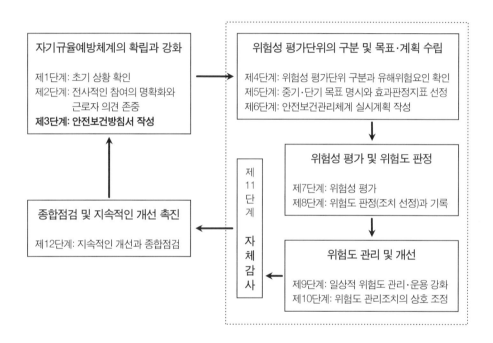

자기규율예방체계의 확립과 강화

제1단계: 초기 상황 확인
제2단계: 전사적인 참여의 명확화와
　　　　　근로자 의견 존중
제3단계: 안전보건방침서 작성

위험성 평가단위의 구분 및 목표·계획 수립

제4단계: 위험성 평가단위 구분과 유해위험요인 확인
제5단계: 중기·단기 목표 명시와 효과판정지표 선정
제6단계: 안전보건관리체계 실시계획 작성

위험성 평가 및 위험도 판정

제7단계: 위험성 평가
제8단계: 위험도 판정(조치 선정)과 기록

제
11
단
계

자
체
감
사

종합점검 및 지속적인 개선 촉진

제12단계: 지속적인 개선과 종합점검

위험도 관리 및 개선

제9단계: 일상적 위험도 관리·운용 강화
제10단계: 위험도 관리조치의 상호 조정

3.1. 안전보건방침서 작성
3.2. 법적 기준과 자율적 기준의 준수

❋ 3.1. 안전보건방침서 작성

사업장 내의 전원에게 알리는 문서화된 산업안전보건방침서를 보유한다.

3.1.1. 목적

안전보건관리체계의 구축에서 경영책임자에 의한 방침서(산업안전보건방침서) 작성은 초기 상황 확인과 참여의 명확화에 이어지는 중요한 단계다. 이 단계에서는 방침서의 작성에서 불가결한 구성요소를 열거하고, 특히 그 효과적인 구성 방법에 대해 검토한다. 그리하여 그 방침서가 직장 내·사업장 내의 각 부서에 알려져 실제로 목적하는 효과를 올리기 위해 무엇이 필요한지를 고찰한다.

3.1.2. 활동 개요

방침서는 간단하고 간결한 문서지만 잘 검토되고 음미된 내용이어야 읽는 이에게 잘 전달된다.

● 활동 목표	○ 방침서를 작성한다. ○ 방침서의 설계에 관한 사항과 그 배경에 대해 이해한다.
● 담당인력	○ 경영책임자와 안전보건 책임간부가 스스로 작성해야 한다. ○ 안전보건 담당인력이 보좌한다.
● 활동 예	○ 문서화해 사업장 내의 전원에게 배포한다. ○ 각 사업장의 입구 등 고객이 쉽게 볼 수 있는 곳에 게시한다.
● 이 단계의 특징	○ 사업장에서의 안전보건 목표와 구체적인 행동의 틀을 제공한다. ○ 책임자의 명확하고 강력한 의사 표명을 명확히 문서로서 전달한다.
● 유의점	○ 사업장 내에서 공표되는 문서는 여러 가지가 있으므로 안전보건 개선에 대한 기업의 의지가 명확하게 전달되도록 애매하거나 철학적인 표현은 피한다.

표 2-6 ○○제철소 산업안전보건 방침

> ● 기본이념
>
> 우리는 안전하고 우수한 제품제조를 통해 회사의 발전과 직원 및 구내에서 일하는 근로자 모두의 행복에 공헌한다.
>
> ● 기본방침
>
> 직원의 안전 및 건강의 향상은 생산의 기초이고 가장 우선순위가 높은 것으로서 생산체제 속에 통합된다. 안전보건관리체계를 확립하고, 안전보건 면에서의 양호한 상태를 유지하고 향상시켜 모든 직원 및 그 밖의 사람들에게 가해지는 위험도를 최소화한다. 이를 위해 필요자원을 준비·배치해 위험성 평가를 정기적으로 실시하고 위험도 관리를 체계적으로 실시해 직원의 건강 증진, 기업 업적의 향상을 실행한다.
>
> ● 행동지침
>
> ① 노사가 주체적으로 협력해 안전보건 자율관리체제를 확립하고, 국가·지방자치단체·업계 및 자사 내부 기준을 준수하며, 국제적인 선진사례에서 배워가면서 지속적인 개선을 해서 높은 안전보건 수준 실현을 목표로 한다.
>
> ② 전 직원의 안전보건상의 역할과 분담 및 목표를 명확히 정하고, 그것이 이해되고 적절히 실행되도록 정보의 교류 및 필요한 능력 확보를 위해 교육훈련을 실시한다.
>
> ③ 전 직원의 주체적인 참여가 안전보건 활동의 열쇠라는 것을 이해하고, 정보의 교류·공개 및 충분한 의사소통을 촉진해 문서화한 순서가 잘 실천되도록 실행한다.
>
> ④ 안전보건 수준의 지속적인 개선에 노력하고, 안전보건관리체계가 효율적으로 운영되어 성과를 올리고 있는지를 정기적으로 재검토한다. 이러한 활동과 성과를 안전보건 활동의 감사에 의해 확인하고, 감사에 기초한 의견과 제안을 개선에 적극적으로 활용한다.
>
> (일자 및 서명)

3.1.3. 실시 요령

❶ 사업장으로서 명확히 해야 할 안전보건에 대한 기본자세와 행동목표는 무엇인지를 파악한다. 그리고 직원 전원에게 알리고 싶은 안전보건에 관한 기본적인 항목이 무엇인지를 열거해 본다. 몇 명이 함께 브레인스토밍을 하는 것도 좋은 방법이다.

❷ 한편 거래처와 일반 사회에 대해 공표하고 싶고 공표해야 할 안전보건 기본방침이 무엇인지를 고찰한다. 안전보건관리체계를 구축하고 기본방침을 공표해 생길수 있는 사업장에 대한 영향 및 책임에 대해 검토한다.

❸ 이미 사업장에 '안전보건 방침'이나 그와 유사한 문서가 있는 경우에는 이번의 안전보건관리체계 설정에서 필요한 방침이 포함되어 있는지를 재검토한다. 타사의예를 참조해도 좋지만 어디까지나 자기 사업장의 상황에 적합한 내용이 되도록해야 한다.

❹ 이미 ISO 9000, ISO 14000, ISO 18001 또는 ISO 45001의 인증을 취득한 경험이있는 경우에는 그것을 참조한다. 더 나아가 ISO 9000, ISO 14000, ISO 18001 또는 ISO 45001과의 공통점과 차이점이 무엇인지를 검토한다.

❺ 방침서를 작성할 때 안전보건 담당인력의 참여와 조언은 필요하나, 어디까지나경영방침의 일환으로서 자리매김하기 위해서는 경영책임자 가운데서 책임을 담당하는 간부가 기본방침의 작성에 주체성을 발휘하는 것이 바람직하다.

❻ 산업안전보건상의 기술적 개선점과 사회적 요구도의 변화에 대응하고 또 지속적으로 산업안전보건의 성과를 향상시키기 위해서는 방침서도 재검토해 개정할 수있다.

표 2-7 BS 8800이 요구하는 방침서의 내용

① 생산과 영업의 성과를 올리기 위해 필요 불가결한 부분으로서 안전보건을 인식한다.

② 법적 요구사항을 최소한 만족시킨 후 좋은 성과가 나타나 비용-효과적으로도 우수한 지속적인 개선을 실시한다.

③ 방침을 실행하기 위해 필요한 적절한 경영상의 자원을 준비한다.

④ 사업장 내부에 알리는 것이라도 그 목적을 설정해 문서화한다.

⑤ 안전보건관리체계를 회사 간부부터 현장의 관리감독자(작업주임) 수준까지 라인 관리에서의 주요한 실무로서 자리매김하게 한다.

⑥ 전사적으로 이해되고 실시되며 유지되는 것을 확실히 한다.

⑦ 방침의 내용과 그 실시에 대한 의사표시를 얻기 위해 근로자의 참여와 협의가 있도록 한다.

⑧ 방침, 안전보건관리체계, 방침과의 적합성 감사를 정기적으로 실시한다.

⑨ 전사적으로 적절한 훈련을 받아 자신의 의무와 책임을 수행할 수 있는 힘을 갖도록 한다.

주: BS 8800은 안전·보건 분야 ISO(International Standardization Organization, 국제표준화기구)로서 국제수준의 안전·보건관리 능력을 보유하고 있는 사업장에 영국표준협회(British Standards Institute: BSI)에서 부여하는 인증제도를 말한다. 영국표준협회는 OSHAS 18001 및 역사상 최초의 안전보건 국가표준인 BS 8800을 개발했다.

*3.2. 법적 기준과 자율적 기준의 준수

법적 기준 및 업계 또는 기업 내의 자율적 기준을 준수하고 있는지 확인한다.

3.2.1. 목적

안전보건에 관한 법적 기준의 준수가 중요하다는 것은 말할 것도 없지만, 그와 더불어 업계 내 기준 및 기업 내 기준의 역할이 중요시되고 있다. 생산 현장에서의 건강 위험도가 다양화·복잡화되어 지금까지의 법적 규제만으로는 충분한 안전보건 수준에 다다르지 못하는 경우가 많다는 것이 국제적 동의를 얻고 있다. 그러므로 업계 또는 기업 내에서 자율적 기준을 정해 충분한 안전보건 상태를 확보하고 이를 지속적으로 개선하는 것을 목표로 한다.

3.2.2. 활동 개요

● 활동 목표	○ 법적 기준 준수를 확보함과 동시에 자율적 기준으로서의 업계 내 기준 및 기업 내 기준에 어떤 것이 있고, 향후 안전보건관리체계를 구축했을 때 어떤 역할을 할 수 있는지를 검토한다.
● 담당인력	○ 안전보건 책임간부 ○ 각 부서의 책임자 및 안전보건 담당인력
● 활동 예	○ 현장별로 준수해야 할 법 기준의 일람표를 작성한다. ○ 업계별 안전보건관리체계를 구축하고 공표한다. ○ 기업 내에서는 안전보건에 관한 개선사례 및 재해사례의 공개와 대책 마련의 구체적인 움직임을 보여준다.
● 이 단계의 특징	○ 지금부터 구축하려는 안전보건관리체계의 중요한 기초로서 자리매김된다.
● 유의점	○ 업계별·기업별 특징을 충분히 반영해 활용하기 쉽고 실효성이 있는 것이어야 한다.

○ 기준과 성과의 공표는 자신감과 책임 표명의 표시이고 좋은 사회적 평가를 받기 쉽다.

법적 기준의 준수와 자율적 기준의 준수가 각각 특성을 갖고 있으며, 이와 더불어 매우 중요하다는 것을 잘 이해하도록 한다. 법적 규제와는 달리 업계 내 기준 및 기업 내 기준은 직장의 특성에 맞추어서 사용하기 쉽고 신속하다는 장점이 있다. 또한 항상 변화하고 다양화하는 안전보건 직장개선 요구도를 적극적으로 받아들인다. 이러한 것들이 기업의 사회적 책임을 다하는 것임과 동시에 경쟁력을 높이는 것이라는 인식을 공유하는 것이 중요하다.

3.2.3. 실시 요령

❶ 현장의 작업 특성에 맞는 법적 기준, 또 지금까지 정해진 업계 내 기준 및 기업 내 기준을 하나하나 재검토해 그것이 법적 규제로서 또는 법적 규제를 넘어서 어떠한 실제적인 역할을 하고 있는지를 총괄한다. 현장의 관리감독자(작업주임)에게 물어 현장 수준에서 각각의 법적 기준·자율적 기준이 일상적인 생산 활동 속에서 어떤 역할을 해왔는지를 확인한다.

❷ 업계 내 기준에 대해서는 그것이 제정된 경위를 이해하고, 그 실시 상황을 확인하며, 현황에 맞는 갱신절차가 정기적으로 업계 내에서 수행되고 있는지를 확인한다.

❸ 기업 내 기준에 대해서도 그것이 제정된 경위를 이해하고, 그 실시 상황을 확인하며 현황에 맞는 갱신절차가 정기적으로 기업 내에서 수행되고 있는지를 확인한다. 기업 내 기준에는 각 기업과 사업장의 특징에 맞춘 각론적인 기술요건이 충분히 포함되는 것이 바람직하다.

❹ 업계 내 기준 및 기업 내 기준에 대해서는 매일매일 변화하고 다양해지는 안전보건 위험도에 신속히 대응하는 내용을 갖고 있는지, 현장의 요구도가 반영되고 있

는지, 또한 현장에서의 안전보건 위험도 개선을 지원하는 절차가 포함되어 있는지를 확인한다.

❺ 앞에서 실시한 검토를 기초로 삼아 업계 내 기준 및 기업 내 기준을 포함하는 기준 준수를 추진하면서 종합적인 안전보건관리체계로서 무엇이 중요한지를 검토한다.

제2장

Successful Safety and
Health Management and
Risk Assessment at Workplace

안전보건관리체계의
열두 단계

제4단계
위험성 평가단위 구분과 유해위험요인 확인

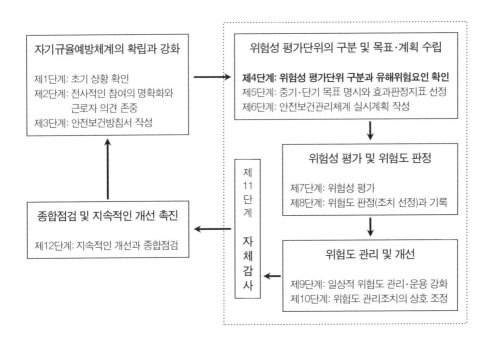

4.1. 위험성 평가단위의 구분

4.2. 유해위험요인의 확인

이 단계에서 처음으로 '위험도(risk)' 또는 '위험성 평가(risk assessment)'라는 용어가 나온다. 위험성 평가는 유해위험요인의 중대성과 그것이 실제로 발생할 가능성을 곱한 사고방식이다. 그러나 그때그때 복잡한 정량적인 계산을 필요로 하는 것은 아니며, 대부분은 직원들의 참여를 통해 정성적·주관적인 평가를 먼저 확실하게 실시하는 것이 가장 중요하다.

이 '위험도'라는 개념은 안전보건관리체계의 실천에서 특히 강조되고 있는데, 그동안 행해온 안전·건강 장해요인의 평가기법이 자칫하면 개별적인 유해위험요인의 단독 평가에 기울어지기 쉬운 데 대한 반성이 있어 실제의 직장 현실 속에서 작업자 개개인과 작업내용별 특징을 가미하면서 실시하는 '위험성 평가'가 중요시되었다.

이 단계에서는 먼저 '위험성 평가'의 기초가 되는 평가단위를 실제적으로 구분한 다음 유해위험요인을 찾아낸다. 둘 다 현장의 관리감독자(작업주임)와 근로자의 협력·참여를 얻어 신속하게 실행해야 한다. 나중에 부족한 점이나 더 좋은 방법이 발견되면 그때그때 수정하고 좋은 것으로 바꾸면 된다. 가능한 것부터 먼저 시작하고 실전경험을 쌓는 것이 중요하다.

* 4.1. 위험성 평가단위의 구분

위험성 평가를 하기 쉽도록 평가단위를 구분한다.

4.1.1. 목적

위험성을 막연히 평가하는 것은 곤란하다. 효율적으로, 또 빠뜨리지 않고 위험성 평가를 실시하기 위해 평가단위를 계통적으로 구분할 필요가 있다.

4.1.2. 활동 개요

● 활동 목표	◦ 위험성 평가를 수행하기 쉽도록 작업단위를 구분한다. ◦ 장소에 따른 구분뿐 아니라 작업내용에 따라 분류하는 것도 좋은 방법이다.
● 담당인력	◦ 각 부서의 책임자가 나서고 현장의 관리감독자(작업주임)와 근로자가 참여한다. ◦ 안전보건 담당인력이 지원해 그 의견을 정리한다.
● 활동 예	◦ 작업 부서와 공정별로 평가단위를 구분한다. ◦ 사무실 외에 식당, 화장실 등의 복지시설, 사업장 외의 작업도 포함한다.
● 이 단계의 특징	◦ 안전보건관리체계 운용의 본질인 위험성 평가를 효율적으로 실시하기 위한 기초로서 매우 중요한 단계다.
● 유의점	◦ 이 단계는 현장의 구체적인 의견을 도입, 자율적 개선에 대한 동기부여의 일부로서 자리매김한다.

4.1.3. 실시 요령

❶ 위험성 평가단위의 기본적인 구분은 공정도와 작업표준서를 참고로 해서 작업 부서별로 나눈다. 위험성 평가에서는 실제의 작업내용을 중시하므로 평면적인 구분만이 아니고 작업내용별 분류에 축을 두고 위험성 평가단위를 정하는 것이 실제적이다. 위험성 평가단위에 대해 정해진 방법은 없다. 요컨대 유해위험요인이 빠지지 않도록 하고 위험성 평가를 실제로 수행하기 쉬운 단위 구분을 사업장별로 채용하면 된다. 그리고 나중에 더 실제적인 방법이 발견되면 그때그때 수정하면 된다.

❷ 예를 들어 직원 50명 정도가 근무하는 플라스틱 가공 공장을 생각해 보자(〈표 2-8〉 참조). 작업 부서로서 자재창고, 자재운반경로, 플라스틱 사출성형 부서, 품질관리 부서, 제품이동 라인, 포장 라인, 제품 일시보관 창고, 제품개발실, 사무소, 직원복지시설(식당), 화장실, 주차장 등의 단위로 구분할 수 있다. 그 외에 차량운전, 통근, 출장 등 사업장 바깥의 작업도 포함된다.

❸ 많은 직원이 일하는 대규모 사업장에서도 사고방식은 동일하다. 작업 부서와 공정별로 앞의 예에 맞추어 자사에서 실시하기 쉬운 요령으로 구분한다.

표 2-8 위험성 평가를 위한 작업단위 구분(예)

창고와 운반경로	자재창고, 자재운반경로, 제품 일시보관 창고
사무 부서	사무소, 회의실, 임원실
생산공정	플라스틱 사출성형1·사출성형2 부서, 품질관리 부서, 제품이동 라인, 포장 라인, 공작실
설계개발 부서	제품설계실, 제품개발실
직원복지시설	식당, 라커룸, 휴게실, 화장실, 샤워실, 주차장
사업장 바깥 작업	차량운전, 통근, 출장

* 4.2. 유해위험요인의 확인

작업장별로 안전보건상 다루어야 할 유해위험요인을 확인한다.

4.2.1. 목적

안전보건관리체계에서 위험성 평가는 본질적인 부분이다. 여기서는 '유해위험요인(hazard)'과 '위험도(risk)'의 차이를 이해하는 것이 중요하다.

유해위험요인이란 잠재적으로 재해 및 건강영향을 일으킬 가능성이 있는 요인이지만, 위험도란 그 유해위험요인의 '중대성'과 '작업현장에서 실제로 어느 정도의 확률로 발생하는지'를 곱한 관점이다. 즉, 간단히 말하면 유해위험요인의 중대성과 발생확률을 곱한 결과가 위험도라고 말할 수 있다.

예를 들어 유해위험요인으로서 다이옥신은 그 독성이 매우 심각하지만 작업자가 노출되지 않도록 엄중하게 밀폐하거나 격리하도록 관리되고 있다면 실제로 건강영향을 야기할 확률은 낮으므로 그 위험도는 비교적 낮다고 할 수 있다. 한편 석유류는 작업자에 대한 발암성 등 특이적 영향은 없다고 알려져 있으므로 유해위험요인으로서의 독성은 비교적 약하지만, 환기가 좋지 않은 곳에서 대량으로 사용되고 있거나 인화 가능성이 높은 작업환경에서 사용되고 있다면 그 위험도는 중대하다. 이와 같은 유해위험요인과 위험도에 대한 관점은 화학물질 관리뿐 아니라 기계안전, 인간공학, 노동시간과 과로방지, 정신보건 등 산업안전보건의 모든 기술 분야에 적용해 볼 수 있다.

이 단계에서는 영향을 미칠 가능성이 있는 생산기계, 유해물질 및 작업내용에 대해 유해위험요인을 확인하는 절차를 확립하고 발전시킨다. 또 유해위험요인에 대한 필요한 정보를 입수하는 것도 이 단계에서 중요한 과제다.

- 유해위험요인(hazard)

  인체에 독성(toxicity)이 있는 물질뿐 아니라 그 밖에 작업 과부담 요인, 사회심리적 요인, 기계설비 등 사업장에서 업무와 관련해 노출될 수 있는 것으로, 잠재적으로 인체에 해로운 성질을 미칠 수 있는 요인.

  Hazard means anything that can cause harm (eg. chemicals, electricity, working from ladders, etc.

  예: 유해위험요인 확인(hazard identification), 사업장의 유해위험요인(hazards in workplace)

- 위험도(risk)

  '유해위험요인'의 잠재적 유해성이 발현될 가능성 또는 확률.

  Risk is the chance (the likelihood, probability), high or low, that somebody will be harmed by the hazard.

  예: 위험성 평가(risk assessment), 비교위험도(relative risk)

☞ 따라서 위험성 평가는 언제나 '유해위험요인' 확인으로부터 출발한다.

4.2.2. 활동 개요

• 활동 목표	◦ 사업장 내의 정상적인 작업뿐 아니라 비정상적인 작업(보수작업) 및 잠재적인 긴급사태에 대해 유해위험요인 확인을 실시한다.
• 담당인력	◦ 각 부서 현장의 관리감독자(작업주임)가 근로자와 협력해 유해위험요인을 열거해 본다. ◦ 안전보건 담당인력이 유해위험요인 열거 작업을 위한 기회를 만들고, 각 부서의 결과를 집약한다.
• 활동 예	◦ 지금까지 도입된 조치와 문제점을 정리하고, 새로운 설비 및 신규 화학물질을 음미하며, 브레인스토밍에 의해 가능한 한 많은 잠재적 유해위험요인을 열거한다.
• 이 단계의 특징	◦ 후속적으로 행할 중기·단기 목표의 설정과 위험성 평가를 위한 단계,

	현장의 참여를 통해 실시한다.
• 유의점	◦ 지금까지는 없던 유해위험요인 발생의 잠재적 가능성 및 사람의 실수에 의한 사고 가능성 등을 당초부터 고려사항에 넣는다.

4.2.3. 실시 요령

❶ 기존의 산업안전보건 점검표 결과와 직장순시 결과를 이용해 사업장의 잠재적인 유해위험요인으로 무엇이 있는지 찾아낸다. 이 단계에서는 발생 가능성에 대한 것은 뒤로 미루고 조금이라도 유해위험요인이 될 가능성이 있는 것은 가능한 한 전부 망라한다. 〈표 2-9〉 '유해위험요인을 찾아내는 데 유효한 방법'을 참고한다.

❷ 유해위험요인을 찾아내기 위해 앞에서 소개한 〈표 2-2〉를 참조한다.

❸ 작업장에서의 정상적인 작업뿐 아니라 비정상적인 작업과 긴급사태에 발생할 수 있는 유해위험요인에 대해서도 광범하게 열거한다.

❹ 유해위험요인에 관한 정보를 수집한다. 예를 들면 화학물질의 경우 MSDS(Material Safety Data Sheet, 물질안전보건자료)를 이용한다. 생산기계의 사고에 관해서는 납품업자로부터 기계의 제조와 이제까지의 사고사례 및 위험사례에 대한 정보를 얻는다. 근골격계질환의 발생사례와 과로사례 또는 정신보건에 관한 정보도 자사 및 타사의 사례를 참고로 한다.

❺ 유해위험요인의 확인을 진행하는 방법으로는 브레인스토밍 기법이 때때로 도움이 된다.

표 2-9 유해위험요인을 찾아내는 데 유효한 방법

방법	응용의 실제	방법의 장점
브레인스토밍	메모지를 나누어주고 생각나는 대로 적어서 분류한다.	광범한 관점의 수집과 분류가 가능하다.
작업시찰	작업을 상세하게 관찰하고 의견을	이미지를 구체화하고 현장의견을 반영할

	청취한다.	수 있다.
점검표	항목별로 점검한다.	일정한 필요항목을 누락하지 않고 점검할 수 있다.
그룹 검토	우선과제를 토론한다.	우선과제를 파악하고 토론에 의한 새로운 아이디어가 창출된다.

표 2-10 유해위험요인의 일람표(예)(BS 8800)

◦ 미끄럽고 넘어지기 쉬운 바닥
◦ 높은 곳에서의 작업(떨어질 위험)
◦ 머리 위 높은 곳에 공구 재료 등이 올려져 있음
◦ 머리 위에 충분한 작업공간이 없음
◦ 작업공구와 재료를 들어올림
◦ 조립·시운전·운전·보전·변경·보수 및 해체와 관련된 설비 및 기계류로부터의 위험
◦ 현장 운송 및 도로 보행 시의 차량 위험
◦ 화재 및 폭발
◦ 직원 간의 폭력
◦ 유해물질의 흡입
◦ 눈을 손상시킬 수 있는 물건 및 화학물질
◦ 피부접촉 및 피부흡수에 의해 건강장해를 일으키는 화학물질
◦ 경구섭취에 의해 건강장해를 일으키는 화학물질
◦ 전기, 방사선, 소음, 진동 등 유해한 에너지
◦ 손을 사용하는 단순 반복작업
◦ 부적절한 온열환경
◦ 조명 수준
◦ 고르지 않은 바닥·지면
◦ 계단의 불안전한 난간
◦ 협력업체 근로자의 불안전한 행동

제5단계
중기·단기 목표 명시와 효과판정지표 선정

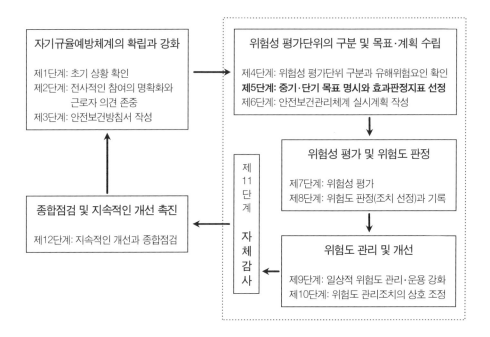

자기규율예방체계의 확립과 강화

제1단계: 초기 상황 확인
제2단계: 전사적인 참여의 명확화와
　　　　　근로자 의견 존중
제3단계: 안전보건방침서 작성

위험성 평가단위의 구분 및 목표·계획 수립

제4단계: 위험성 평가단위 구분과 유해위험요인 확인
제5단계: 중기·단기 목표 명시와 효과판정지표 선정
제6단계: 안전보건관리체계 실시계획 작성

위험성 평가 및 위험도 판정

제7단계: 위험성 평가
제8단계: 위험도 판정(조치 선정)과 기록

제
11
단
계

자
체
감
사

위험도 관리 및 개선

제9단계: 일상적 위험도 관리·운용 강화
제10단계: 위험도 관리조치의 상호 조정

종합점검 및 지속적인 개선 촉진

제12단계: 지속적인 개선과 종합점검

5.1. 중기·단기 목표의 명시

5.2. 효과판정지표의 선정

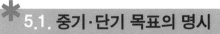

5.1. 중기·단기 목표의 명시

기한 내의 달성목표를 구체적으로 명시한다.

5.1.1. 목적

이 단계에서는 전 단계(제4단계)에서 확인된 유해위험요인에 대해 중기·단기적인 실행목표를 정한다. 특히 중대한 것과 먼저 해결하기 쉬운 것부터 실행에 들어가도 좋다. 자주 거론되는 목표의 예로는 유해물질 사용량 줄이기, 유해 작업현장의 개선, 피로와 요통 등 자각증상 호소율의 개선, 안전한 작업 방법의 보급, 보호구의 사용 상황 등이 있다.

중기목표는 산업안전보건 방침으로부터 도출되는 산업안전보건에 대한 도달점으로서 통상 5년 정도로 정한다. 단기목표는 중기목표 달성의 중간 단계로서 1년마다 정한다.

5.1.2. 활동 개요

• 활동 목표	◦ 산업안전보건 활동 결과에 대해 구체적인 중기·단기 목표를 세운다.
• 담당인력	◦ 각 현장의 관리감독자(작업주임)와 근로자, 각 부서의 책임자들이 서로 아이디어를 낸다. ◦ 안전보건 담당인력이 지원한다.
• 활동 예	◦ 주요한 유해위험요인에 대해 연도별·부서별 목표를 정하고 관계자에게 주지시킨다.
• 이 단계의 특징	◦ 구체적인 목표를 설정하고 평가 방식을 확립한다. ◦ 평가는 현장에서 수행하기 쉬운 실제적인 것으로 한다.
• 유의점	◦ 목표는 달성량이 아니다. 소수의 담당자가 해결하려고 하지 말고 직장 전체가 활성화되어 해결하는 방법을 고안해 낸다.

5.1.3. 실시 요령

❶ 중기·단기 목표는 산업안전보건 방침과 정합성이 있어야 한다. 또 기한과 그 달성점을 구체적으로 정한다. 목표를 정할 때는 사업장 내의 의견을 가능한 한 반영한다.

❷ 중기목표는 대략 5년 정도의 중기적인 달성점으로 하며, 가능하다면 정량적 평가가 가능한 것도 포함한다. 단기목표에는 단기적으로(1년마다) 정량적 평가가 가능한 것도 포함한다.

❸ 목표의 설정 및 재설정은 법적 및 기타 요구사항, 현저한 영향을 미칠 유해위험요인, 기술상의 변화, 재정, 운영 또는 사업상의 요구사항을 고려한다.

표 2-11 중기·단기 목표의 정량화(예)

	단기목표의 예	중기목표의 예
쓰레기 수집공장	◦ 후진할 때 유도가 필요한 위험한 집적장을 40% 줄인다. ◦ 사업장 금연을 실시한다.	◦ 관리감독자(작업주임) 전원이 직장의 정신보건 개선을 위해 '경청하기' 기초강좌를 수강한다. ◦ 오르고 내리기가 편안하고 좌석 높이가 낮은 차를 30% 도입한다.
중규모 농약제조공장	◦ 서서 작업하는 공정의 30%에 입식의자를 비치한다. ◦ 각 부서별로 응급샤워 시설을 설치한다.	◦ 여성작업자를 위해 중량물 취급 보조기계를 도입한다. ◦ 폐쇄공정 도입으로 기중 농약 농도를 95% 줄인다.
아시아 진출 미국계 다국적 기업(식품가공)	◦ 작업높이를 전 작업자의 팔꿈치 높이로 맞춘다. ◦ 작업 시 보호장갑을 100% 사용하도록 한다.	◦ 5년 안에 개선사례 1000건의 사진을 찍어 미국 본사에 보고한다. ◦ 전 가공기계에 연동위험 방지장치를 설치한다.

5.1.4. 참고 사항

❶ 포괄적인 것부터 시작한다. '방침서(안전보건방침서) → 중기목표 → 단기목표' 순으로 구성한다.

❷ 안전보건관리체계는 자율적인 활동을 촉진해 지속적으로 개선하는 것을 목표로 하므로 목표 설정 시부터 현장의 의견을 반영하고 직접 참여하는 방식을 취해야 향후 안전보건관리체계의 성과가 높아질 수 있다.

❸ 목표는 상향식과 하향식 모두 가능하다.

❹ 목표는 기한이 종료된 후에 그 달성 정도를 객관적으로, 그리고 가능하다면 정량적으로 평가할 수 있는 것으로 하는 것이 좋다. 예를 들면 화학물질의 사용량과 기중 농도의 저감을 목표로 할 수 있다. 또한 어깨 결림, 요통, 스트레스 및 피로의 평가처럼 작업자의 주관적 평가로 본 호소율 낮추기로 잡을 수도 있다. 이때도 설문지를 이용해 객관적인 판정지표를 고안한다.

❺ 한편으로는 정량화하기 힘든 사례연구 또는 직장의 참여의식 향상 등이 설득력 있는 평가지표가 될 수도 있다. 무리하게 정량화할 필요는 없다. 국제적인 추세도 정량화에 집착하기보다는 현장의 목소리를 중시해 먼저 가능한 것부터 신속하게 개선하는 것에 중점을 두고 있다.

*5.2. 효과판정지표의 선정

방침서, 절차서, 달성 중기목표 및 단기목표에 따라 효과판정지표를 정한다.

5.2.1. 목적

1년마다 달성하기 위한 단기목표와 대체로 5년 정도에 달성하기 위한 중기목표에 대해 각각의 유해위험요인에 대한 효과판정지표를 자율적 책임하에 정한다. 효과판정을 통해 목표의 달성 정도를 평가하고, 다음 목표 및 안전보건관리체계 가운데 강화·개선이 필요한 점을 명확히 하고, 실제로 개선을 진행시키는 데도 도움이 되도록 한다.

5.2.2. 활동 개요

효과판정지표를 정했다면 그 달성은 사업장으로서 안전보건관리체계 전체의 과제가 된다. 단지 당해 부서가 개별적으로 경쟁해 목표를 달성하는 것이 아니고, 노력의 도중 단계가 환류 고리를 통해 안전보건관리체계 전체 속에서 명확해지고 부서와 부서 간에 또는 책임간부의 지원을 받아가면서 항상 안전보건관리체계 전체로서 지속적으로 안전보건의 실천과 성과를 향상시키는 것이 중요하다. 이것이 지속적인 개선을 지향하는 안전보건관리체계의 본질이다.

● 활동 목표	◦ 판정 기준을 명확히 하고, 중기·단기 목표를 이해하기 쉽게 판정하며, 다음에 무엇을 하면 좋은지를 명확히 한다.
● 담당인력	◦ 각 부서의 책임자와 관리감독자(작업주임) ◦ 근로자의 의견을 충분히 반영한다.
● 활동 예	◦ 유해물질의 사용량을 줄인다. ◦ 요통 호소자의 비율을 낮춘다. ◦ 불량 작업자세를 완화한다.

	◦ 보호구의 착용률을 높인다.
• 이 단계의 특징	◦ 객관적이고 눈에 보이는 지표설정에 의해 중기·단기 목표, 산업안전 보건 방침을 개선한다.
• 유의점	◦ 개개 부서의 노력만으로는 달성이 어렵고, 부서 간의 상호 연계를 통해 달성 가능한 정량지표가 되어야 한다. ◦ 시스템으로서 목표달성을 지원한다. ◦ 설득력 있는 정성적 지표도 적극적으로 도입한다.

5.2.3. 실시 요령

❶ 정량적 평가를 하는 데 필요한 효과판정지표를 고안한다. 예를 들면 소음, 분진 등의 유해 작업환경 요인의 인식과 활용하기 쉬운 작업대의 보급률, 안전한 공구의 보급률, 물건이 놓여 있지 않은 안전통로의 달성률 등을 들 수 있다.

❷ 한편 정성적인 것, 주관적으로 판정하는 것이 타당한 중요지표도 있다. 예를 들어 어깨가 결리는 것, 요통, 스트레스 및 피로의 평가처럼 작업자의 주관적 평가로 본 호소율 낮추기로 정할 수도 있다. 또한 직장의 의사소통 방법을 평가하거나 산업안전보건위원회의 활성화 정도도 중요 과제일 수 있다. 이를 위해 3~5단계 정도로 척도를 정해 전 직원이 평가하는 방법도 있을 수 있다. 한편으로는 사례연구로서 기록해 축적해 가는 것도 설득력 있는 효과판정지표가 될 수 있다. 즉, 판정 결과가 직장의 어떤 직급이나 현장 작업자가 보아도 이해하기 쉽고, 개선하기 위해 무엇이 필요한지 알 수 있도록 효과판정지표를 포괄적으로 구성하는 것이 좋다. 정량화·정성화의 관점에 대해서는 〈표 2-12〉의 BS 8800의 예를 참조하는 것이 좋다.

❸ 효과판정지표에 기초한 판정 결과를 다음의 중기·단기 목표의 설정이나 안전보건방침서의 개정에 반영해 안전보건관리체계 전체의 수준 향상 및 지속적인 개선에 활용한다.

표 2-12 위험성 평가결과의 정량화에 관한 기술 내용과 의미(BS 8800)

BS 8800에서의 기술 내용	의미
위험도를 정확히 수치로 계산하는 것은 통상적으로는 필요하지 않다. 대부분의 사업장에서는 단순하고 주관적인 방법이 적절하다.	자율적 대응으로 신속하게 실행할 수 있는 주관적 평가와 그에 대한 토의를 먼저 기본으로 한다.
유해 화학물질과 유해한 에너지에 노출되어 생기는 건강 위험도 평가는, 예를 들어 작업장 기중 농도와 소음 노출량 등 작업환경측정 및 평가를 필요로 하는 경우도 있다.	편리하고 응용 가능한 작업환경측정 수법을 작업현장별로 그 필요성에 따라 응용한다.
일반적으로 실수했을 때 대형재해를 일으킬 경우에 한정해 위험성 평가의 정량화를 위한 복잡한 방법을 실시한다.	이해하기 쉬운 위험성 평가를 염두에 두고 위험성 평가를 정밀하게 실시하는 전문기관에서 의미 있는 수법을 개발한다.

제6단계
안전보건관리체계 실시계획 작성

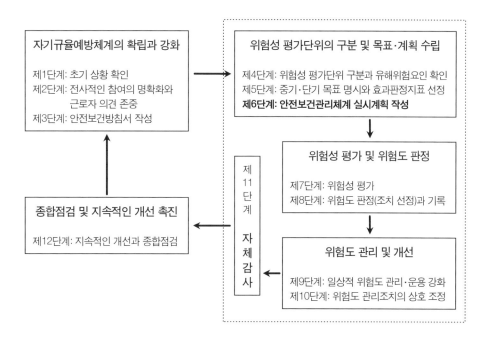

자기규율예방체계의 확립과 강화

제1단계: 초기 상황 확인
제2단계: 전사적인 참여의 명확화와
　　　　　근로자 의견 존중
제3단계: 안전보건방침서 작성

위험성 평가단위의 구분 및 목표·계획 수립

제4단계: 위험성 평가단위 구분과 유해위험요인 확인
제5단계: 중기·단기 목표 명시와 효과판정지표 선정
제6단계: 안전보건관리체계 실시계획 작성

위험성 평가 및 위험도 판정

제7단계: 위험성 평가
제8단계: 위험도 판정(조치 선정)과 기록

제11단계 자체감사

종합점검 및 지속적인 개선 촉진

제12단계: 지속적인 개선과 종합점검

위험도 관리 및 개선

제9단계: 일상적 위험도 관리·운용 강화
제10단계: 위험도 관리조치의 상호 조정

6.1. 안전보건관리체계 계획의 작성
6.2. 안전보건관리체계 매뉴얼 및 절차서의 작성

이 단계에서는 안전보건관리체계 구축에 포함되는 각 단계의 실시에 대한 구체적인 일정과 역할분담을 정하는 계획을 수립한다. 제1~5단계까지는 이미 종료하고 있으므로 제7단계부터 계획한다. 이미 종료되어 있는 제1~5단계를 실시하기 전에 일정과 계획을 세워야 한다는 입장도 있으나 여기에서는 초기 단계를 먼저 실천해 보고 그 이후에 전체 계획을 세우는 것으로 접근했다. 이렇게 하는 것이 구체적인 이미지와 감을 잡기가 쉽기 때문이다. 그러나 각 단계를 한 번 경험해 2회째의 사이클로 들어가는 경우에는 제1단계의 '초기 상황 확인' 단계에서 일정과 연간계획을 세우는 것이 좋다고 생각된다.

활동일정 및 계획과 더불어 중요한 것이 '절차서'와 '안전보건관리체계 매뉴얼'의 작성이다. 절차서는 각 작업 부서별로 이해하기 쉽게 만들어져 당해 부서에서 일하는 근로자와 관리감독자(작업주임)를 위해 당해 직장의 안전보건 위험도의 내용과 관리수법이 기술되어 있는 짧은 문서다. 근로자와 관리감독자(작업주임)는 자기 부서에 대한 절차서의 내용을 이해하고 있어야 하며, 나중에 감사받을 때 감사요원이 그 내용을 물으면 대답할 수 있어야 한다.

안전보건관리체계 매뉴얼은 각 작업 부서별 절차서를 통합하는 것과 더불어 위험성 평가 수법과 판정 절차가 포함된다. 이 매뉴얼은 안전보건관리체계에 대해 집대성한 문서로서 안전보건관리체계 구축이 진행됨에 따라 양이 상당히 증가한다. 그러나 처음으로 안전보건관리체계를 도입하려는 기업은 처음부터 완벽한 것을 만들려고 하지 말고 가능한 것부터 시작해 서서히 개정해 나가는 것이 좋다.

이 제6단계를 끝내면 안전보건관리체계 구축에 필수적인 세 개의 기본문서인 ① 방침서, ② 절차서, ③ 안전보건관리체계 매뉴얼 등이 각각 한 판씩 갖추어지게 된다. 각 직장에는 이외에도 유해위험요인별 관리규정서류, 작업표준서 등의 중요 문서가 있으리라고 생각되지만 여기서는 가장 중요한 세 가지만을 기본문서로서 취급한다.

✱ 6.1. 안전보건관리체계 계획의 작성

명시된 목표달성을 실현하고 자율적으로 관리하며
지속적으로 개선하는 구조를 확립하기 위해 안전보건관리체계 계획을 작성한다.

6.1.1. 목적

이 단계에서는 전 단계까지의 경과를 바탕으로 위험성 평가의 실시와 그 후의 활동일정 및 역할분담을 정한다.

위험성 평가를 실시하기 위해서는 구체적으로 설정된 안전보건관리체계 계획이 필요하다. 어떠한 작업장에서 언제 위험성 평가를 실시하고 어느 부서와 어느 담당자가 책임지며 언제 개선 작업을 수행할 것인지에 대해 미리 계획을 세워두는 것이 중요하다.

이미 한 사이클을 마친 경우에는 제1단계 전에 제1~5단계를 포함한 전체의 일정, 각 부서의 역할을 명확히 정한 계획을 작성한다.

6.1.2. 활동 개요

● 활동 목표	◦ 제7단계에서 제12단계까지의 각 단계에서 실시하기 쉬운 계획을 작성한다. ◦ 구체적인 일시, 작업 부서, 담당자, 목표 등을 정한다.
● 담당인력	◦ 각 부서의 책임자와 안전보건 담당인력 ◦ 현장의 관리감독자(작업주임)와 근로자의 의견을 반영한다. ◦ 안전보건 책임간부가 지휘한다(예: 안전보건관리 책임자).
● 활동 예	◦ 일시를 설정하고 다루어야 할 범위를 결정한다. ◦ 실시 결과를 보고하고 대책수립 활동구조를 구체적으로 설정한다.
● 이 단계의 특징	◦ 실행 시 역할분담을 명확화한다. ◦ 시스템으로서 경영책임자가 어떠한 지원을 할지 확인한다.

• 유의점	◦ 역할을 명확화하고 권한을 부여한다.
	◦ 담당자에게 모두 맡겨버리지 말고, 현장 근로자가 주체적으로 참여할 수 있는 계획을 수립한다.

6.1.3. 실시 요령

❶ 공정과 작업 부서별로 위험성 평가를 실시하는 일시와 실시담당 부서 및 책임자를 명확히 한다. 이 최초 계획 설정 시는 위험성 평가결과를 판정하거나 그 결과를 각 부서별로 환류시켜 현장의 관리감독자(작업주임)와 근로자가 함께 개선대책 수립을 검토하는 일정을 정한다.

❷ 이후의 제7단계부터 제12단계까지의 과정 중에서 제7단계의 '위험성 평가'와 제11단계의 '자체감사'가 가장 중요하므로 이 두 가지 단계를 중심으로 일정 및 역할분담, 실시계획을 세우는 것도 한 방법이다.

❸ 위험성 평가결과에 대한 기록 작성과 그 회람 및 공개의 절차도 정할 필요가 있다. 결과가 직장 내 전원에게 공유되고 전체의 의견이 반영되어 개선에 대한 구체적 제안이 전사적으로 나오는 것이 좋다.

❹ 넓은 사업장에서 모든 작업 부서별로 철저하게 위험성 평가를 실시하려면 대단한 준비가 필요하다. 이런 준비가 곤란하면 우선순위가 높거나 처음 실시하기가 쉬운 부서로 제한해 위험성 평가를 실시하는 계획을 세워도 좋다. 이런 경우에는 제2회째 사이클부터는 점차적으로 그동안 실시하지 못했던 작업을 추가해 간다.

❺ 통상적인 위험성 평가는 작업내용에 특별한 변화가 없을 때는 한 개의 작업단위에서 연중 1회 또는 2회 실시한다. 그 외에 직장순시와 산업안전보건위원회에서의 안전보건 패드롤도 일상적인 위험성 평가의 일부로 자리매김한다. 요컨대 위험성 평가가 연중 1회 실시하는 연례행사가 되지 않도록 일상 활동 중에 항상 조금이라도 움직임이 있고 미세한 조정이 가능한 시스템을 만드는 것이 중요하다.

❻ 위험성 평가의 실시계획과 일정을 세울 때는 제11단계의 '자체감사'의 일정, 역할분담 계획도 가능한 만큼 함께 포함시킨다. 자체감사는 일련의 위험성 평가 활동 중 한 구획으로 볼 수 있고, 더 나은 개선으로 연결되는 중간 단계이기 때문이다.

✱6.2. 안전보건관리체계 매뉴얼 및 절차서의 작성

안전보건관리체계 매뉴얼 및 절차서를 작성한다.

6.2.1. 목적

매뉴얼화 작업은 실제로 위험성 평가를 실시하기 전에 현 단계에서 평소부터 파악해 온 위험도의 내용을 기초로 해서 실시한다. 우선은 만족스럽지 않더라도 초판 매뉴얼을 간단하게 작성하는 것이 좋다. 안전보건관리체계 매뉴얼의 내용에는 현 시점에서 파악되고 있는 직장 내 위험도와 그 대책 및 평가 방법이 기술된다. 충분하지는 않지만 점검표와 평가지, 효과판정지표의 계산 방법 등 사업장 내에서 작성된 것이 있으면 그것들도 이 안전보건관리체계 매뉴얼의 일부로서 같이 철해놓는다. 향후 더 좋은 내용의 점검표와 평가지, 효과판정지표의 계산 방법 등이 만들어진다면 그때그때 갱신하면 된다. 즉, 안전보건관리체계 매뉴얼은 지속적으로 갱신되어 활용되는 살아 있는 문서다.

6.2.2. 활동 개요

● 활동 목표	◦ 각 현장에서 도움이 되는 절차서와 안전보건관리체계 전체의 요약 문서인 안전보건관리체계 매뉴얼의 초판을 작성한다.
● 담당인력	◦ 각 부서의 책임자, 관리감독자(작업주임), 근로자 대표가 분담해 준비한다. ◦ 필요에 따라 문서관리 부서 책임자의 조언과 안전보건 담당인력의 협력을 얻는다.
● 활동 예	◦ 현 시점에서 곧 처리할 수 있는 범위 안에서 위험도의 내용과 그 관리수법 등을 초판 매뉴얼로서 먼저 철한다.
● 이 단계의 특징	◦ 안전보건관리체계에서의 기본문서로서 정보의 공유·확인과 시스템

제2절 위험성 평가단위의 구분 및 목표·계획 수립   73
제6단계 안전보건관리체계 실시계획 작성

	수정에 불가결하다.
• 유의점	◦ 어디에 무엇이 적혀 있는지를 알기 쉬운 형태로 기재한다.
	◦ 절차서는 현장에서 활용하기 쉬운 실용성을 중시한다.
	◦ 안전보건관리체계 매뉴얼은 생생한 매뉴얼로서 활용하고 필요에 따라 내용을 갱신한다.

표 2-13 안전보건관리체계 매뉴얼 작성(예)

처음부터 포함이 권장되는 내용	서서히 추가해도 좋은 내용
◦ 방침서	◦ 교육 및 훈련의 커리큘럼 예
◦ 분담과 조직	◦ 산업안전보건위원회 규정
◦ 실시계획	◦ 위험성 평가, 감사, 교육 및 훈련 등을 실시한 결과
◦ 법적 요구사항	◦ 유해위험요인별 관리규정 등(예: 기계안전, 화학물질, 인간공학, 스트레스)
◦ 중기·단기 목표	
◦ 직장의 유해위험요인과 그 대책의 수행 방법	
◦ 위험성 평가의 진행 방법	
◦ 감사의 진행 방법	
◦ 각 부서의 절차서 또는 그것을 통합한 것	

주: 이 예에서는 매뉴얼과 관련되는 중요 문서를 포괄적으로 철하고 있다. 어느 것이든 당장 가능한 것부터 시작해 사업장의 스타일에 맞게 지속적으로 서서히 충실해지도록 하면 된다. 위험성 평가, 감사 등의 기록 서류, 관리규정서류 등은 매뉴얼과 별도로 보존해도 좋다.

6.2.3. 실시 요령

❶ 절차서는 각 부서 현장의 관리감독자(작업주임), 근로자 대표가 실제로 이해해 도움을 받아야 하는 안전보건의 기본문서다. 현장의 작업자가 이해하기 쉽게 위험도의 점검 포인트를 표시하고, 그 위험도에 대해 작업자가 무엇을 주의하고 어떻게 대처해야 하는지가 뚜렷해지도록 한다. 각 부서의 절차서를 모아서 편집하면 실천적인 안전보건관리체계 매뉴얼 초판이 된다. 반대로 이미 안전보건관리체계

매뉴얼을 작성해 놓은 상태라면 그 가운데에서 각 작업 부서별로 필요한 부분을 발췌해 그 부서의 실태에 맞는 용어로 다시 만들면 각 절차서의 초판이 작성되는 것이다.

❷ 안전보건관리체계 매뉴얼에 대해서는, 현 시점에서 다루어지고 있는 작업 부서 내에서 파악되는 위험도와 그 관리 방법을 철한 안전보건관리체계 매뉴얼을 먼저 작성하고, 그것을 초판으로서 기초로 삼아 향후의 경험 축적을 통해 개정하며 보다 충실한 내용으로 만들어가는 것이 바람직하다. 특히 다음의 제7단계에서 실제로 위험성 평가 활동이 수행되므로 그때 새로운 평가가 필요해진다든지 위험도가 발견되면 추가해 개정판을 만들 수도 있다. 그러나 이미 실적이 있는 기업에서는 다음 단계인 위험성 평가와 매뉴얼 작성을 병행해서 다양한 위험도를 관계자의 의견과 브레인스토밍을 통해 파악해 처음부터 상세한 매뉴얼을 작성해도 좋다. 그 경우에도 마찬가지로 매뉴얼은 살아 있는 문서로서 활용하기 쉽게 정리한다.

❸ 안전보건관리체계 매뉴얼의 내용에는 각 작업 부서와 작업내용 또는 생산설비별 안전보건 위험도와 그 관리 방법, 평가를 위한 점검표와 평가지를 싣는 것이 기본이다. 〈표 2-2〉(국제노동기구 직장개선 프로젝트)에 나오는 것처럼 안전과 보건을 포괄하는 광범한 시야에서 작성한다.

제2장

Successful Safety and
Health Management and
Risk Assessment at Workplace

안전보건관리체계의
열두 단계

제7단계
위험성 평가

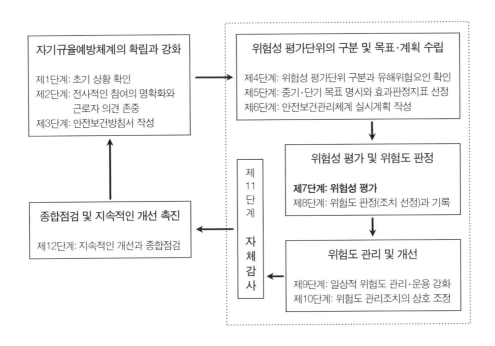

위험도를 평가하기 위해서는 근로자가 유해위험요인과 어디서 어떻게 접촉하고 있는지를 정확하게 파악해야 한다. 실제 작업현장에서 작업의 진행 방법을 상세히 관찰하거나, 근로자와 작업현장의 관리감독자(작업주임)로부터 의견을 듣는다거나, 그들의 자각증상을 파악하는 것을 통해 유용한 정보를 얻는 경우가 많다. 유해위험요인에 대한 목록표를 작성한다든지 평균적인 작업환경측정 결과로부터 필요조치를 지키도록 독려해 온 지금까지의 안전관리 방법과는 다른 점이 있다. 위험성 평가의 경우에는 더 구체적인 작업 상황과 개인별 유해위험요인과의 접촉 및 노출 상황을 평가해, 유해위험요인과의 접촉과 개인노출을 방지하거나 줄일 필요가 어느 정도 긴급하게 또는 우선적으로 필요한지를 판단할 수 있도록 평가해 가는 것이다.

이 단계에서는 ① 위험 발생에 대한 평가, ② 건강영향의 평가, ③ 예방조치의 평가, ④ 원인 분석과 재발 방지 등 네 가지 측면에서 종합적으로 위험도를 평가하는 수법을 직장의 현실에 맞게 확립한다. 실제적인 위험성 평가 진행 시 이 네 가지 측면을 나누어서 실시할 필요는 없다. 다만 이 네 가지 측면이 모두 포함된 위험성 평가 방식이어야 한다.

표 2-14 위험성 평가의 네 가지 요소

접근 방법	목적
① 위험 발생에 대한 평가	유해위험요인의 실제적 발생 가능성
② 건강영향의 평가	자각증상과 질병의 발현 상황
③ 예방조치의 평가	기존 예방조치의 적절성 판정
④ 원인 분석과 재발 방지	긴급사태 발생 가능성의 평가

✳ 7.1. 위험 발생에 대한 평가

사업장별로 선별한 유해위험요인의 현실적인 발생 가능성이
어느 정도인지를 작업의 실상 및 환경대책의 유효성을 보고 평가한다.

7.1.1. 목적

직장에서는 다양한 유해위험요인에 의해 산업재해, 직업병, 작업관련성질환이 생긴다. 또는 명확한 사고나 질병이 아니어도 일을 하기 어려운 느낌이라든지, 스트레스, 다양한 자각증상이 생기게 되고 생산에도 영향을 주게 된다. 건강영향에는 재해성 질병과 화학물질에 의한 급성중독과 같이 그 영향이 빨리 나타나는 것이 있고, 인과관계가 명확한 것부터 만성적 근골격계질환과 직업성 암처럼 그 영향이 나타나는데 오랜 시간이 걸리는 것도 있다.

그러나 같은 유해위험요인에 노출되더라도 건강영향이 발생하는 근로자와 그렇지 않은 근로자가 있다. 예를 들어 기중 납 농도가 노출 기준보다 훨씬 낮더라도 혈중 납 농도가 높은 근로자가 발견되는 경우도 있다. 그 원인으로는 손가락에 붙은 납이 입으로 들어갈 가능성이 있는 것처럼 구체적인 작업 상황에 따라 차이가 있기 때문이다.

결국 유해위험요인은 같더라도 개별 작업의 진행 방법에 따라 유해한 영향이 나타날 수도, 나타나지 않을 수도 있는 것이다. 그러므로 현장별 작업 실상과 근로자의 개인적 요인을 가미하고 복합적인 요인을 시야에 넣어서 위험성 평가를 실시할 필요성이 제창되고 있다.

지금까지의 위험성 평가라고 하면 전문가가 측정기구를 사용해 측정하고 평가하는 것이라는 인상이 강했다. 물론 유해위험요인의 측정과 정량적 측정 데이터는 위험성 평가를 할 때 도움이 되는 경우가 많다. 그러나 앞의 혈중 납 농도 예를 보더라도 측정을 했다고 해서 그것으로 충분하다고는 할 수 없으며 비슷한 예가 다른 유해위험요인에도 적용된다. 또 복합적인 유해위험요인의 경우에는 그 복합영향을 고려한다면 기존의 측정기술로는 평가가 곤란하며 시간과 비용을 생각하면 많은 사업장에서 현실적으로 실시할 수 없는 경우가 있다. 반면에 현장의 작업 방법 등을 미

리 차분히 관찰하거나 주체적으로 그룹 활동을 실시하거나 작업자의 자각증상을 조사함으로써 현장이 느끼고 있는 위험도를 평가해 구체적인 개선에 연결시키는 데 도움이 된다는 것을 많은 직장에서 경험할 수 있다. 결국 안전보건관리체계에서의 위험성 평가는 현장의 실태에 뿌리를 내리고 자율적 관리를 지향하는 더 다이내믹한 것이다. 두 종류 이상의 유해위험요인의 복합영향과 작업자별 개별 건강요인을 가미한 더욱 종합적인 평가를 목적으로 하고 있다.

7.1.2. 활동 개요

● 활동 목표	◦ 대책수립의 일환으로서 각 직장에서의 위험도를 광범하게 확인하고 분류한다. 동시에 위험성 평가에 대한 나름대로의 방법을 확립한다.
● 담당인력	◦ 현장의 관리감독자(작업주임)와 근로자 대표 및 각 부서의 장이 위험성 평가의 중심이 된다. ◦ 산업보건담당자 및 산업보건의 등 산업보건 담당인력이 기술적으로 지원한다.
● 활동 예	◦ 제4단계에서 확인된 유해위험요인 일람표를 활용한다. ◦ 실제 작업을 잘 관찰하거나 현장 작업자의 의견을 듣고 각 유해위험요인의 발생 가능성을 추정한다.
● 이 단계의 특징	◦ 안전보건관리체계에서 가장 중요한 단계다. ◦ 기술적인 측정 데이터뿐 아니라 작업자와 현장 담당자가 파악하거나 느끼고 있는 위험도를 중시한다.
● 유의점	◦ 처음부터 완벽하게 위험성 평가를 하지 않더라도 범위를 정해 가능한 것부터 시작하는 것이 좋으며, 그 후의 일상적인 안전보건 활동 수행 중에 남아 있는 위험성 평가를 서서히 충실화하면 된다.

7.1.3. 실시 요령

❶ 제4단계에서 확인된 유해위험요인 일람표와 점검 항목을 이용한다. 이 제7단계
   는 제4단계에서 확인된 유해위험요인의 중대성과 그것이 실제로 어떻게 직장에
   서 근로자의 안전과 건강에 영향을 미칠 것인지를 파악하는 것(즉, 위험 발생 가능
   성 평가)이 목적이다.

❷ 앞의 각 점검 항목별 유해위험요인의 중대성과 발생 가능성을 고려한다. 중대성
   에 대해서는 '약간 해로움(slightly harmful)', '해로움(harmful)', '매우 해로움(extremely
   harmful)', 발생 가능성에 대해서는 '극히 작음(highly unlikely)', '작음(unlikely)', '있
   음(likely)' 등 각각 세 단계로 정리하고 있다. 더 나아가 중대성과 발생 가능성을
   매트릭스를 사용해 위험도 수준을 추정하고 있다. 각 현장 상황에 따라 다시 상
   세한 평가법을 만들어도 좋으나 실제 평가 진행 방법으로는 당장 이것만으로도
   충분한 경우가 많다.

❸ 충분히 작업을 관찰하는 것이 필요하다. 통상작업이라면 대표적인 작업에 대해
   그 현장에서 5분 정도는 작업을 관찰한다. BS 8800에서는 "신선한 시각과 탐구
   적인 방법에 의해 전원이 위험성 평가를 담당하도록 지향하는 것이 바람직하다"
   라고 말하고 있다.

❹ 작업관찰만으로도 이해가 잘 되지 않는 비정상적인 작업에서의 위험 발생에 대
   해서는 현장 작업자에게 충분히 의견을 듣는 것이 중요하다.

❺ 유해물질과 작업환경 요인(화학물질, 소음, 온열조건, 분진 등)에 대해 작업환경측
   정을 실시한 데이터가 이미 있으면 정량적인 데이터로서 위험성 평가에 활용할
   수 있다. 그러한 경우에도 실제 작업의 관찰 및 현장의 작업자와 관리자가 체감
   하고 있는 위험도와 결부시켜 비교하며 평가를 진행한다.

❻ 위험성 평가 실시자는 각 사업장의 사정에 따라 여러 형태가 가능하다. 그러나 통
   상적으로는 각 부서의 책임자, 현장의 관리감독자(작업주임), 근로자 대표가 주체
   인 것이 자율적 관리와 지속적 개선의 관점으로 보면 바람직하다. 그것을 안전보
   건 담당인력이 기술적으로 지원하고 평가결과 정리를 도와주거나, 또는 직장단
   위별 위험성 평가에 필요한 교육 및 훈련을 한다.

표 2-15 간편한 위험도 판정법

구분		예상되는 유해위험요인의 중대성		
		약간 해로움 (slightly harmful)	해로움 (harmful)	매우 해로움 (extremely harmful)
발생 가능성	극히 작음 (highly unlikely)	경미한 위험도 (trivial)	허용할 수 있는 위험도(tolerable)	중등도의 위험도 (moderate)
	작음 (unlikely)	허용할 수 있는 위험도(tolerable)	중등도의 위험도 (moderate)	중대한 위험도 (substantial)
	있음 (likely)	중등도의 위험도 (moderate)	중대한 위험도 (substantial)	허용할 수 없는 위험도(intolerable)

주: 여기서 '허용할 수 있는 위험도'란 실행 가능하면서, 합리적으로(reasonably) 최저 수준까지 위험도가 낮
아진 것을 의미한다(〈표 2-17〉 참조).

그림 2-4 위험도 판정에 도움이 되는 방법

작업환경	→	다루어야 할 유해위험요인의 소재와 범위, 유해위험요인과 작업 자의 접촉과 빈도, 작업 진행 방법의 개인차 등
작업자로부터 청취	→	유해위험요인으로 인식되고 있는 것, 유해위험요인과의 접촉 경 험, 자각증상, 상사로부터 위험도 대책의 지시내용, 비정상 작업 시의 위험도 등
문서와 기록 참조	→	절차서의 활용, 이전의 위험성 평가 등의 결과, 작업환경측정과 건강진단 결과, 산업안전보건위원회 기록 등

7.1.4. 참고 사항

❶ 자율적 관리와 대책수립을 지향하는 안전보건관리체계의 일환으로서의 위험성 평가에서는 그동안 측정기구를 통해 수행해 온 유해위험요인 측정뿐 아니라, 실제 작업의 진행 방법을 충분히 관찰하고 근로자의 의견을 청취해서 유해위험요인의 출현 방식(발생 가능성)을 아는 것이 매우 중요하다. 객관적인 지표와 측정 결과도 중요하지만 그러한 기자재와 전문지식이 없어도 작업관찰과 작업자로부터의 의견청취, 그리고 지금까지의 안전보건 활동과 기록을 참조해 먼저 위험성 평가를 하는 것은 충분히 가능한 일이고 또한 의미 있는 일이다.

❷ 위험도에 노출되고 있는 사람이 얼마나 되는지를 판정하는 것도 중요하다. 많은 수가 노출되는 위험은 그만큼 중대한 위험이기도 하다. 그러나 한편으로 기계의 보수와 점검업무처럼 한 사람 또는 소수의 작업자에게 발생하는 위험도의 결과가 중대한 재해로 연결되는 가능성도 있으니 누락하지 말고 평가한다.

❸ 실제로 위험성 평가를 현장에서 하고 있으면 그동안 다루어지지 않았던 유해위험요인이 바로 그 현장에서 발견되거나 또는 두 개 이상의 유해위험요인에 작업자가 노출되고 있는 예도 발견된다. 그와 같은 예에 대해서도 적극적으로 위험도로 다루도록 한다.

❹ 위험성 평가는 각 부서의 책임자와 현장의 관리감독자(작업주임), 근로자 대표가 협력해 계획을 세워 주체적으로 수행하는 것이 바람직하다. 특히 현장에서 작업관찰만으로는 이해가 안 되는 비정상 시와 긴급 시의 작업 위험도까지 평가하기 위해서는 현장 작업 경험자의 주체적인 관여가 반드시 필요하다.

❺ 위험성 평가는 현장의 문제점을 샅샅이 찾아내는 것이라기보다는 안전보건과 생산을 향상시키기 위한 전향적인 과정이라는 것을 평가를 하는 측이나 받는 측 모두 이해할 필요가 있다. 평가결과를 점수화하는 것은 이점도 있으나 그 점수가 담당자와 작업현장의 업무평가에 연결되는 것으로 오해되지 않도록 주의할 필요가 있다.

❻ 발로 뛰어 가능한 곳부터 실시하는 것이 중요하다. 그다음에 일상적인 안전보건 활동 가운데 다시 명확해지는 점을 수시로 가미해 직장 실상에 적합한 독자적이고 실천적인 위험성 평가시스템을 만들어 대책수립에 도움이 되도록 하는 것이

중요하다. 처음 실시하는 위험성 평가 활동이 사업장 내의 일부 부서에 국한되었다거나, 어떤 기술 분야에 대해서는 불충분하다거나, 부분적으로 전문 측정기술에 의해 보충될 필요가 있다고 판단되면 그 내용을 잘 기록해 둔다. 그러면 향후의 위험성 평가 활동 가운데서 다루어야 할 '남아 있는 위험'이라는 것을 위험성 평가를 실시한 사람들 사이에서 공통으로 인식한다. 이러한 잔존 위험성 평가를 2회째 이후의 위험성 평가 사이클에서 실시하거나 혹은 일상 활동에서 가능한 것부터 하나씩 다루어간다.

그림 2-5 위험성 평가에서의 정량적·정성적 지표(예)

비교적 정량화하기 쉬운 것	→	분진·유기용제·온도·소음 등의 작업환경측정 결과, 중량물 운반, 작업자세 등
주관적인 판단에 근거한 정량적인 지표가 도움이 되는 경우	→	안전위험, 피로 및 스트레스, 작업 관련 건강장애 위험, 유해위험요인(분진, 온열 등)에 의한 자각증상 조사 등
주로 주관적인 평가에 의해 결정되는 것	→	산업안전보건위원회 활성화, 직장순시 결과, 직장 내 의사소통, 정보공개 상황 등

*7.2. 건강영향의 평가

위험성 평가의 일환으로서 노동조건·노동생활에 의한 건강영향을
정기적으로 혹은 상황 변화 시에 평가하는 시스템을 확립한다.

7.2.1. 활동 개요

● 활동 목표	◦ 매년 실시하는 근로자건강진단을 중심으로 건강영향의 사전평가 기법을 확립한다. ◦ 건강진단은 그 일부분이라는 것을 염두에 두고 광범하게 건강영향 정보를 입수한다.
● 담당인력	◦ 위험성 평가단위별 관리 책임자, 현장의 관리감독자(작업주임), 근로자와 안전보건 담당인력
● 활동 예	◦ 자각증상 청취 및 조사, 직장순시 시의 그룹토의, 작업환경측정 결과를 활용한다. ◦ 프라이버시를 보장하는 조건에서 근로자건강진단 결과를 총괄적으로 활용한다.
● 이 단계의 특징	◦ 광범한 관점에서 건강을 지키기 위해 정보를 입수한다. 자각증상과 작업자가 느끼고 있는 건강상의 변화는 반복해 청취하기 쉬우며 환류하기 쉽다는 점에서 도움이 되는 정보가 많이 포함되어 있다. ◦ 자칫하면 건강진단에 치우치기 쉬운 평가를 개선하는 좋은 기회도 된다.
● 유의점	◦ 건강상의 조사결과와 건강진단 데이터에 관한 프라이버시 보호에 대해서는 관계자 사이에서 충분히 협의하고 이해를 깊게 하며 철저하게 한다.

7.2.2. 실시 요령

❶ 이전 단계인 7.1. '위험 발생에 대한 평가'는 주로 현장의 작업환경 및 작업내용으로부터의 접근법이며, 이번 단계인 7.2. '건강영향의 평가'는 작업자 건강에 대한 영향을 평가해 위험도 크기를 파악하는 접근법이다. 이 두 가지 접근법은 실제적인 위험성 평가 활동의 두 축이라고 할 수 있다. 가능한 곳에서부터 위험성 평가 활동을 실시할 때라도 이 두 가지로 접근하는 관점을 반드시 포함시키는 것이 바람직하다.

❷ '건강영향의 평가'에는 시야에 넣어야 할 두 개의 측면이 있다. 제1의 측면은 앞에서 설명한 위험 발생 평가와 관련해 그 위험이 현실로 발생한 결과로서 예상되는 건강영향이 어느 정도인지를 알기 위한 건강영향 평가다. 여기서는 그러한 건강영향 평가를 수행하려는 시점에서 입수 가능한 각종 건강 관련 정보로부터 종합 판단하는 것이다. 간편한 건강조사 수법(예를 들면 자각증상 호소율)으로 호소의 정도를 알고 위험 발생 시에 현실적으로 어느 정도의 건강장애(예를 들면 경도의 경견완증후군 증상이 일부의 사람에서 나타난다든지, 요통이 이 정도라든지 등)가 생길 것인지를 예측하고 종합적인 평가를 한다. 점검표 점검, 근로자 의견청취, 간편한 설문지 조사, 결근에 대한 정보, 산업보건의와 보건관리자(의사 또는 간호사) 등의 산업보건 담당인력으로부터의 건강 상황에 대한 조언 등 구체적이고 신속하게 현장에서 반복적으로 간편하게 행할 수 있는 수법을 정리하고 그러한 관련 정보를 여러 가지 입수해 두면 종합판단에 도움이 된다.

❸ 제2의 측면은 위험성 평가 활동과는 별도의 기회에 정기적 또는 근무 상황 변화 시에 실시되는 건강영향 평가다. 정기적인 건강영향 평가로서는 통상적으로는 일반건강진단과 각 유해위험요인별 개인영향을 보기 위한 특수건강진단이 여기에 해당한다. 건강진단 자료는 근로자 개개의 프라이버시에 관한 것이기 때문에 보건관리자 등 산업보건 담당인력 이외의 사람이 개인결과를 보아서는 안 된다. 그러나 산업보건 담당인력이 이러한 자료를 총괄해 전체로서 어떠한 경향이 있는지 등 작업 부서별로 차이를 보거나, 익명성과 프라이버시 보호를 하면서 개인차로서 이러한 건강영향이 생길 수 있다는 것을 위험성 평가담당자에게 조언하는 것은 유용하다. 또한 건강진단 실시 때 건강영향 평가를 위한 자각증상 조사[예를

들어 요통, 스트레스, 유기용제에 의한 만성적 증상, VDT(Visual Display Terminal) 작업에 의한 안정피로 등를 추가하는 것도 건강영향 평가를 실시하는 데 유용한 정보를 제공한다. 이러한 자각증상을 조사할 때는 반드시 그 증상이 생기는 작업의 내용과 관련시켜 검토하는 것이 구체적인 예방대책을 수립하는 데 도움이 된다. 단순히 어떠한 증상을 호소하는 사람이 몇 퍼센트였다는 결과만으로는 대책을 세우는 데 불충분한 경우가 많다. 상황 변화 시에, 예를 들면 신규기기의 도입, 새로운 작업공정의 도입, 미규제 또는 신규 화학물질의 취급개시 등 건강영향 사전평가를 실시할 필요가 있는 경우에 실시한다. 이런 경우에는 새롭게 도입되는 기기와 공정, 화학물질에 대해 과거에 어떠한 건강영향의 사례 또는 그 가능성이 알려져 있는지 등의 정보를 입수해 당해 사업장의 작업 진행 방법과 작업자의 개인적 요인 또는 기타 요인과의 관계 속에서 허용할 수 없는 복합영향이 생길 가능성이 있는지를 평가할 필요가 있다. 통상적으로는 납품업자로부터 MSDS와 관련하는 정보를 입수한다.

❹ 오랜 경과를 거쳐서 발생하는 직업성 암과 진폐 등의 위중한 질병을 조기에 예방하기 위해 작업력, 직장진단자료, 건강조사자료를 보관한다. 산업보건의 등 산업보건 담당인력과 연계를 갖고 근로자의 건강영향 전반에 대해 조언을 얻는다. 또 유해물질에 대해서는 법적 규제의 여부뿐 아니라 그 건강영향 가능성에 대한 정보수집에 평상시부터 감도를 높여둘 필요가 있다.

❺ 이상의 건강영향에 대한 정보를(예측을 포함해) 수집해 종합적으로 평가결과를 내리게 된다. 어떤 건강영향이 어느 정도의 사람에게 미칠 위험이 있는지를 생각하고 판단한다. 이런 의미에서 건강영향의 평가결과는 건강진단 결과표 등에서 그대로 가져다 써서는 안 된다는 것을 유의해야 한다. 생길 수 있는 건강영향과 그 확산 정도에 대한 판단이 요구되고 있다.

*7.3. 예방조치의 평가

거론된 유해위험요인에 대해 현재 취해지고 있는 예방조치를 평가한다.

7.3.1. 활동 개요

● 활동 목표	◦ 유해위험요인 대책으로서 이미 도입되어 있는 기존 예방조치의 적절성을 평가한다.
● 담당인력	◦ 위험성 평가단위별 관리책임자, 현장의 관리감독자(작업주임)와 근로자 ◦ 안전보건 담당인력이 지원한다.
● 활동 예	◦ 기계안전장치, 인간공학적 작업 방법의 개선사례, 배기 설비, 보호구, 작업환경 개선사례 등 기존의 활동을 다룬다.
● 이 단계의 특징	◦ 위험성 평가를 보조하는 활동으로서 이미 실시되고 있는 예방조치를 다시 평가하고 대책 수준을 높인다.
● 유의점	◦ 직장에 이미 도입된 예방조치 및 개선사례에 착안해 적극적으로 타부서에 소개·응용함으로써 향상되도록 한다.

7.3.2. 실시 요령

❶ 제4단계에서 작성된 유해위험요인 점검표 항목을 기초로 직장에서 어떠한 예방조치·대책이 취해지고 있는지를 조사한다. 이 활동은 현장을 시찰하거나 작업자의 의견을 듣거나 그룹토의를 하면서 7.1. '위험 발생에 대한 평가'와 같이 실시해도 좋다. 평가될 예방조치로서는 기계안전, 유해위험요인 대책으로서의 밀폐화 및 국소배기장치, 보호구, 인간공학적 작업대, 휴게설비, 작업편성 및 작업시간까지 광범한 범위를 다룬다.

❷ 예방조치를 평가할 때 중요한 포인트는 두 가지가 있다. 첫 번째 포인트는 기존의 예방조치가 어느 정도 광범하며, 또한 얼마나 (복수의) 여러 조치가 취해지고

있는지의 것이다. 그리고 그것이 위험도 낮추기에 도움이 되고 있는지를 평가하는 것이다. 전형적인 예로 국소배기장치가 설치되어 있지만 그다지 효율적으로 작동하고 있지 않는 경우가 있다. 또한 기계의 안전덮개가 벗겨져 있거나 불안정하게 되어 있지 않은가, 그런 것을 포함해 작업지시가 확실하게 내려지고 또한 지켜지고 있는지에 대한 점검이 정기적으로 행해지고 있는가 등 단순히 예방설비가 있느냐 없느냐가 아니라 실제로 그것이 효과를 발휘하고 유지되고 지속적인 개선으로 연결되고 있는가 하는 관점에서 검토한다.

❸ 두 번째 포인트는 적극적으로 좋은 예의 예방조치를 도입하는 것이다. 직장에서 고안되고 실시된 개선사례의 수집은 위험도 판정과 그 후의 조치 선정 시에 구체적으로 어떻게 하면 좋은가라는 직장 내의 경험으로서 매우 도움이 된다. 특히 현장에서 고안된 저비용의 예방조치 및 개선사례는 자율적 관리 수행의 좋은 예로 다루어진다. 이러한 저비용 개선에 대해서는 각 사업장, 각 직장에서 품질관리 활동 등의 참여형 활동을 통해 다양한 사례가 나와 있다고 생각된다. 안전보건의 개선이란 대규모의 설비변경을 동반하는 것만 있는 것이 아니라 더 신속·간편하게 실시 가능한 저비용 개선사례의 축적에 의해 진행되는 것임을 다시 한번 인식한다. 앞에서 나온 〈표 2-2〉 '국제노동기구 직장개선 프로젝트에서 여덟 개 기술 분야'별로 저비용 개선사례를 보여준다.

그림 2-6 새로운 예방조치 도입의 필요성(예)

여성을 제조라인에 채용한다.	→	중량물 취급 보조기계를 설치한다.
중고령 근로자가 일하기 쉬운 직장을 만든다.	→	팔을 들어 올리는 작업을 줄인다.
장애물이 없는 직장을 조성한다.	→	휠체어와 각종 손수레의 출입이 가능하도록 문턱이 없는 직장환경을 만든다.
신규 화학물질 대책을 세운다.	→	협력업체에 충분히 설명하고 의견을 교환(위험성 소통)한다.

직장에서 정신보건 대책을 세운다.	→	직장환경과 의사소통의 복합영향을 고려하고, 충분한 수의 경청자(listener)를 양성한다.
인간공학적인 기계 조작을 추구한다.	→	눈에 띄는 색깔로 도색한다.

*7.4. 원인 분석과 재발 방지

위험성 평가의 일환으로서 안전보건관리체계상의 원인을 포함해
산업재해 및 작업관련성질환의 원인 분석을 포괄적으로 실시하고
재발 방지 대책을 명확히 한다.

7.4.1. 목적

여기서는 다각적으로 행해지는 위험성 평가의 한 방법으로서 과거의 사고·작업
관련성질환 및 아차사고 사례에 대해 원인을 분석하고 재발 방지에 활용한다. 이 단
계는 BS 8800 가운데 수동적인 감시 데이터에 의한 평가에 해당한다.

BS 8800에서는 안전보건관리체계의 성능평가를 위한 두 가지 기초 데이터로서
능동형(proactive)과 수동형(reactive)을 들고, 그 쌍방으로부터 종합적으로 성능평가
를 하는 것을 요구하고 있다. 능동형 데이터란 계획과 목적의 달성 정도, 스태프의
인식, 방침의 공표 등 시스템 자체의 움직임과 성과평가에 해당한다. 그것과 달리 수
동적인 감시 데이터로서는 과거의 재해, 아차사고 사례 및 작업관련성질환의 원인
을 분석하고 그 배경에 있는 위험도를 평가해 재발 방지에 활용한다. 수동적 감시 데
이터를 분석할 때에도 시스템 자체의 움직임과 스태프의 인식이라는 능동형 데이터
분석 관점을 포함하는 것이 도움이 된다.

수동평가는 지금까지 한국에서도 많이 실시되어 왔다. 최근의 국제 동향 가운데
서도 강조되고 있는 것은 사고와 아차사고 사례를 작업자 개인의 실수나 오류로 치
부하지 않고, 그것이 발생한 배경을 특히 관리 및 시스템의 문제점으로서 분석하는
것의 중요성이다. 관리적 관점을 항상 갖고 있으면서 원인을 분석하게 되면 시스템
으로서 취해야 할 대책이 명확해지고 안전보건 대책이 향상된다. 결국 수동적인 감
시 데이터에서 출발해 작업자 개인의 요인만이 아니라 안전보건관리체계로서의 예
방대책에 활용한다는 관점을 강화한다.

7.4.2. 활동 개요

• 활동 목표	∘ 위험성 평가의 일환으로서 과거의 사고·질환 및 아차사고 사례에 대해 시스템과 관리상의 과제로서 분석하고 재발 방지에 활용한다.
• 담당인력	∘ 현장의 관리감독자(작업주임)와 근로자 대표, 각 부서의 책임자 ∘ 작업내용에 대한 이해가 있고 제삼자의 관점이 가능한 타 부서의 스태프 ∘ 안전보건 담당인력에 의한 지원도 중요하다.
• 활동 예	∘ 과거의 사고사례 및 아차사고 사례 ∘ 안전뿐 아니라 보건과 스트레스 관련 문제도 광범하게 다룬다.
• 이 단계의 특징	∘ 사고와 아차사고 사례를 작업자 개인의 실수나 오류로 치부하지 않으며 관리와 시스템의 과제로 인식해 어떻게 지원할 것인지를 고려한다.
• 유의점	∘ 원인 분석은 책임 추궁이 아니다. 항상 관리와 시스템의 과제를 발견해 그것을 개선하는 관점이 중요하다.

7.4.3. 실시 요령

❶ 이 단계에서는 지금까지 생긴 재해, 아차사고 사례, 작업과 관련이 있다고 생각되는 근로자의 질병 등을 광범하게 다룬다. 지금까지의 사고 기록, 산업안전보건위원회의 의사록 등을 참조해 관련 정보를 수집한다. 첫 번째 평가에서는 너무 시간을 들이지 말고 곧바로 얻어지는 정보부터 수집해도 좋다. 단지 가능한 한 광범한 종류의 사례를 다루는 것이 중요하다. 결국 사고사례라고 하면 기계에 끼어들어감, 떨어짐, 넘어짐 등의 안전 면이 먼저 떠오르지만 동시에 요통 및 경견완증후군 사례, 스트레스가 관련되어 있을지도 모를 근로자의 자각증상 등도 적극적으로 다룬다.

❷ 아차사고 사례를 수집하는 경우에는 자칫하면 전형적인 아차사고 사례보고가 되기 쉬우므로 개선에 활용하는 관점에서 아차사고 사례에 초점을 두고 검토할 수

있도록 유의한다. 아차사고 사례의 수집경험이 없었거나 최근에는 하지 않고 있는 경우에는 그룹토의에서 서로 제시해 보는 등 사례부터 떠올리도록 한다.

표 2-16 BS 8800에서 언급하고 있는 위험성 평가 관련 데이터(예)

사고 전의 위험 상태	불안전행위, 불안전상태, 아차사고
사고와 질병	손해만 입은 사고, 보고의무가 있는 위험의 발생, 시간손실사고, 3일 이상의 휴업이 필요한 보고의무가 있는 사고, 보고의무가 있는 중상, 질병에 의한 결근
외부로부터의 의견	민원, 규제부처(예를 들어 고용노동부 등)로부터의 비판, 규제부처의 집행조치

그림 2-7 원인 분석에서 시스템적 사고방식(예)

사고사례	그동안의 사고방식	시스템적 사고방식
수면부족으로 실수가 발생한다.	수면을 충분히 취하도록 지도한다.	수면부족이라는 것을 사전에 파악하기 위한 의사소통을 활성화한다.
라인을 중지시키지 않은 채 떨어진 부품을 집으려고 하다가 손가락이 기계 사이에 낀다.	안전교육을 철저하게 실시한다.	라인을 잠깐이라도 중지시켜 생산을 늦추어서는 안 된다는 압박감을 없앤다.
위험성 평가결과 많은 인원이 요통을 자각하고 있음을 알게 된다.	요통체조와 건강진단을 실시한다.	왜 지금까지 요통이 있는 것을 말하지 못했는지를 생각하고 그런 것을 말하기 쉬운 시스템을 만든다.

제8단계
위험도 판정(조치 선정)과 기록

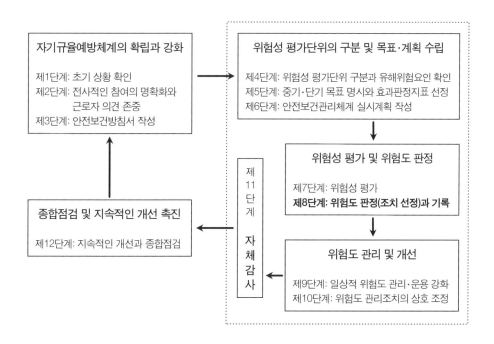

자기규율예방체계의 확립과 강화

제1단계: 초기 상황 확인
제2단계: 전사적인 참여의 명확화와
　　　　　근로자 의견 존중
제3단계: 안전보건방침서 작성

위험성 평가단위의 구분 및 목표·계획 수립

제4단계: 위험성 평가단위 구분과 유해위험요인 확인
제5단계: 중기·단기 목표 명시와 효과판정지표 선정
제6단계: 안전보건관리체계 실시계획 작성

위험성 평가 및 위험도 판정

제7단계: 위험성 평가
제8단계: 위험도 판정(조치 선정)과 기록

제
11
단
계

자
체
감
사

종합점검 및 지속적인 개선 촉진

제12단계: 지속적인 개선과 종합점검

위험도 관리 및 개선

제9단계: 일상적 위험도 관리·운용 강화
제10단계: 위험도 관리조치의 상호 조정

8.1. 위험도 판정(조치 선정)과 기록

✱ 8.1. 위험도 판정(조치 선정)과 기록

위험도 판정 결과에 의해 현재 실시되고 있는 각종 대책하에서도
존재하는 위험도의 크기를 판정하고 더 나아가 위험도를 낮추기 위한
개선조치가 필요한지 여부 및 어느 정도 긴급한지 여부를 결정한다.

8.1.1. 목적

이 단계에서는 전 단계에서 실시한 위험성 평가 기록을 기초로 실제의 위험도를 판정하고 개선조치를 선정한다. 위험성 평가가 위험도 확인 및 건강영향 등의 데이터 제시에 그치지 않도록 우선적 조치를 명백하게 하는 것을 목적으로 한다. 이러한 위험도 판정은 전항까지 실시해 왔던 위험성 평가의 결론 부분에 해당한다. 여기서 판정이란 단순히 평가한다는 간단한 의미가 아니고 위험성 평가결과에 기초해 현실적 상황에 어떠한 손질을 가하고, 혹은 위험도가 너무나 중대한 경우에는 어떠한 조치를 취할 것인지를 결정하는 것이다.

그러므로 이 단계에서는 어떠한 대책을 어떻게 실시할 것인가를 기술적으로 자세하게 결정하는 것이 아니라 현 상황에 어떠한 관리가 필요한가라는 근본적인 방침을 정하는 것에 해당한다. 그러므로 위험도 판정 결과로부터 반드시 무엇을 할 것인가의 대방침이 명백히 있어야 한다. 그렇지 않으면 모처럼 실시한 위험성 평가결과가 수포로 돌아간다.

그러므로 안전보건관리체계 입장에서 판단하는 것이 반드시 필요하다. 안전보건관리체계 입장에서 판단하며 아주 세세하게 정량화된 평가 방식을 수행할 것인가 말 것인가 여부는 필요조건이 아니다. 위험도 판정에서는 다음에서 설명하는 실제적인 종합적 수법을 활용한다.

표 2-17 BS 8800에서의 위험도 판정 및 사후조치 선정 방식과 의미

실시 가능한 합리적인 대책 (So far as is reasonably practicable)	당해 활동과 환경에서의 위험도 정도가 시간·문제·비용 및 위험도를 제거하기 위한 방책의 물리적 장애물 등과 비교가 된다. 만약 이러한 조건들이 위험도보다 훨씬 문제가 될 정도로 크다면 그런 방책을 수행하는 것이 의무는 아니다. 위험도가 크면 클수록 그 위험도를 줄이기 위해 드는 많은 비용, 노력, 방책 등이 합리적이라고 판단된다. 그러나 위험도 결과 및 범위가 작은 경우에는 그렇게 커다란 비용을 내도록 주장하는 것은 합리적이라고 판단되지 않는다.
실시 가능한 대책 (So far as is practicable)	'합리적'이라는 수식어가 없으므로 더 엄격한 기준을 의미한다. 이 용어는 관계자가 현 시점에서 갖고 있거나 가져야 할 지식에 비추어 현 시점에서 기술적으로 가능한 모든 대책을 의미한다. 비용, 시간 및 그것에 동반된 애로사항 등은 고려되지 않는다.
실시 가능한 가장 좋은 대책 (Best practicable means)	이 용어가 의미하는 것은 문맥에 따라 다르며 최종적으로는 사법당국이 판단한다. 법으로 '실시 가능한 가장 좋은 대책'을 요구하면, 규제당국은 통상적으로 당해 사업장과 산업계의 의견 및 합의에서 무엇이 '실시 가능한 것인가'에 대한 견해를 제시한다. 이러한 견해는 비용과 기술적 실시 가능성에 의해 영향을 받는다. HSE(Health and Safety Executive, 영국 산업안전청)의 감독관에 의해 일반적으로 받아들여지는 견해는 해당 상황에서 최선의 실시 가능한 방책을 수행했는가 아닌가를 판단할 때 합리성(reasonableness)의 요소가 포함된다는 것이다.

8.1.2. 활동 개요

● 활동 목표	◦ 전 단계에서 실시한 위험성 평가결과를 기초로 실제의 위험도를 판정하고 그 후에 취할 조치를 선정한다.
● 담당인력	◦ 제7단계에서 위험성 평가를 실시한 현장의 관리감독자(작업주임)와 근로자 대표 및 각 부서의 담당자로 구성된 위험성 평가팀 ◦ 안전보건 담당인력 등이 지원하고 산업안전보건 책임간부가 지휘한다.
● 활동 예	◦ 우선적으로 다루어야 할 위험도에 대한 팀 토의를 한다. ◦ 유해위험요인의 발생 가능성 및 중대성을 기초로 3단계로 평정하는 매트릭스를 이용한다.
● 이 단계의 특징	◦ 항상 대책 지향적으로 평가한다. 우선적으로 취급해야 할 것이 명확해지고, 지속적인 개선을 지향하도록 한다. 직장의 데이터, 경험과 지혜가 집약되어 판단에 사용된다.
● 유의점	◦ 위험도 판정을 할 작업단위별로 평가될 뿐 아니라 시스템 전체적으로 보아 우선해야 할 조치가 드러나도록 한다. ◦ 새로운 정보 및 관점이 발견되면 위험도에 대한 재평가와 재판단을 실시한다.

표 2-18 위험도 판정 시 유해위험요인의 중대성 및 발생 가능성의 구분 예시

위험도 = 유해위험요인의 중대성 × 발생 가능성	
유해위험요인의 중대성	발생 가능성
매우 해로움 절단, 중상골절, 중독, 다발외상, 치사상, 직업성 암, 수명을 단축시키는 중증 질환, 급성 치사성 질환	**있음** 유해위험요인이 발현하는 것이 확실하거나 거의 확실하다.
해로움 열상, 화상, 안구진탕증, 중증의 염좌, 경도의 골절, 난청, 피부염, 천식, 작업관련성	**작음** 유해위험요인이 때때로 발현한다.

상지질환, 가벼운 영구후유증	
약간 해로움 피부표층의 상처, 조금 깊이 찢어진 상처 및 타박상, 분진에 의한 눈의 자극, 안절부절 증상, 일시적 불쾌감	**극히 작음** 유해위험요인이 드물게 발생한다.

8.1.3. 실시 요령

❶ 제4단계에서 설명한 것처럼, 위험도는 유해위험요인의 중대성과 발생 가능성의 곱셈이라고 생각할 수 있다. BS 8800에서는 유해위험요인의 중대성에 대해서 '약간 해로움', '해로움', '매우 해로움'의 3단계로 분류하고, 또 발생 가능성에 대해서는 '극히 작음', '작음', '있음'의 3단계로 정리하고 있다. 각각의 내용은 7.1. '위험 발생에 대한 평가' 단계에서 보여준 그대로다. 그 내용을 토대로 중대성과 발생 가능성의 곱셈이 매트릭스로 표시된다.

❷ 위험도 매트릭스에서 보는 것처럼 위험도 수준의 판정은 BS 8800에서는 '경미한 위험도', '허용할 수 있는 위험도', '중등도의 위험도', '중대한 위험도', '허용할 수 없는 위험도'의 5단계로 구분한다. '경미한 위험도'에는 아무런 조치를 취할 필요가 없고 문서 기록을 남길 필요도 없다. '허용할 수 있는 위험도'에는 더 효율적인 비용-효과적인 방책이 있으면 실행하며, '중등도의 위험도'에는 개선의 노력은 필요하지만 비용을 감안해 실행한다. '중대한 위험도'에는 개선할 때까지 작업을 시작하지 않는 것이 바람직하다. '허용할 수 없는 위험도'에는 작업을 시작해서는 안 된다.

❸ 이러한 위험도 수준을 추정하는 목적은 어디까지나 다음에 취할 조치를 선정하는 데 있다. 그러므로 앞에서의 '중등도의 위험도', '중대한 위험도', '허용할 수 없는 위험도'의 각각에 대해 다음의 조치가 대체적으로 떠올라야 한다.

표 2-19 위험도 판정에 기초한 관리계획(예)

위험도의 크기	조치 및 기간
① 경미한 위험도	◦ 조치를 취할 필요가 없고 문서 기록을 남길 필요도 없다.
② 허용할 수 있는 위험도	◦ 추가 관리가 필요 없다. ◦ 비용-효과적으로 더 우수한 해결책이나 추가적인 재정적 부담을 주지 않는 개선에 대해 검토해도 좋다. ◦ 관리가 계속 유지되도록 감시가 필요하다.
③ 중등도의 위험도	◦ 위험도를 줄이기 위해 노력하는 것이 필요하지만 방지비용의 견적을 주의 깊게 뽑아 제한적으로 실행하는 것이 바람직하다. 일정에산 또는 기준 한도 내에서 실시 가능하다. ◦ 위험도를 줄이기 위한 조치는 정해진 기간 안에 이행하는 것이 바람직하다. ◦ 중등도의 위험도가 극도로 유해한 결과와 관련되어 있는 경우, 개선된 관리조치의 필요성을 판정하기 위한 기초로서 유해위험요인의 가능성을 더 엄밀히 확정하기 위해 추가 평가가 필요한 경우가 있다.
④ 중대한 위험도	◦ 위험도를 줄일 때까지 작업을 시작하는 것은 바람직하지 않다. ◦ 위험도를 줄이기 위해 상당히 많은 자원을 투입해야 하는 경우가 있다. ◦ 위험도에 진행되는 업무가 관여하고 있다면 긴급조치를 취하는 것이 바람직하다.
⑤ 허용할 수 없는 위험도	◦ 위험도를 줄일 때까지 작업을 시작하거나 계속하는 것도 바람직하지 않다. ◦ 자원을 충분히 투입해도 위험을 줄이는 것이 불가능한 경우에는 작업을 계속 금지시켜야 한다.

표 2-20 위험도 관리의 실제

위험도의 관리	대책의 예시
유해위험요인을 없앤다.	안전한 대체물질의 사용, 완전한 방호장치가 된 기계를 사용, 작업대 높이를 개선해 부자연스러운 자세를 방지, 기계동력에 의한 중량물 운반
유해위험요인을 격리하거나 줄인다.	공정의 밀폐, 기계에 방호설비 설치, 자동적인 재료의 공급, 손수레의 사용, 휴식시간의 삽입, 작업자세와 작업내용의 순환
근로자를 유해위험요인으로부터 보호한다.	보호마스크 및 보호복 착용

8.1.4. 참고 사항

❶ 위험도 수준의 추정은 지금까지의 위험성 평가결과를 기초로 해서 판단한다. 제 7단계의 '위험성 평가'에서 7.1. '위험 발생에 대한 평가', 7.2. '건강영향의 평가', 7.3. '예방조치의 평가', 7.4. '원인 분석과 재발 방지'의 네 측면에서 종합적으로 위험성 평가를 실시했다. 위험을 누락시키는 일이 없도록 객관적·주관적 데이터를 포괄적으로 수집하고 위험성 평가에 참여한 팀원 전원의 눈을 종합해 판정하고 조치를 선정한다.

❷ 〈표 2-21〉은 폐기물 소각처리 공장에서의 위험도 판정 사례다. 이것도 한 예에 지나지 않으므로 각각의 직장 상황에 맞는 최선의 판단을 내릴 필요가 있다. 이 것은 정량적인 사고방식에 익숙한 우리에게는 잘 이해하기 힘든 부분도 있으나 안전보건관리체계의 이해에서는 가장 중요한 포인트다.

❸ 한번 판정한 위험도일지라도 새로운 정보가 입수되거나 상황의 변화 시에는 신속하게 재평가를 하도록 안전보건관리체계를 구축한다.

표 2-21 위험도 판정 사례(폐기물 소각처리 공장)

위험도의 정도	사례 1	사례 2
① 경미한 위험도	책상이 나무로 되어 있어 모서리에 찔릴 수도 있다.	전구 교환 시 작업테이블 위로 올라가야 하지만 바닥은 안정되어 있다.
② 허용할 수 있는 위험도	감시실의 의자 다리가 약간 불안정하다.	휴게 전용 공간이 없으며 작업장 밖의 한 부분을 칸막이해 사용하고 있다.
③ 중등도의 위험도	암모니아 저류층이 옥외에 있고 외부자가 침입 가능하다.	구내의 교차점에 반사경이 없어서 좌회전하는 차가 잘 보이지 않는다.
④ 중대한 위험도	유지보수 작업 중 맨홀의 뚜껑이 열린 채로 있다.	유지보수 작업 중에 무게 40kg의 재료를 직접 들고 지하까지 운반해야 한다.
⑤ 허용할 수 없는 위험도	소각로 격벽이 손상되어 내부의 화염이 누출되기 시작하고 있다.	석면을 사용하고 있는 로 내부를 수선하기 위해 보호마스크 없이 들어간다.

<table>
<tr><td>제 2 장</td><td>Successful Safety and
Health Management and
Risk Assessment at Workplace</td></tr>
</table>

안전보건관리체계의 열두 단계

제9단계
일상적 위험도 관리·운용 강화

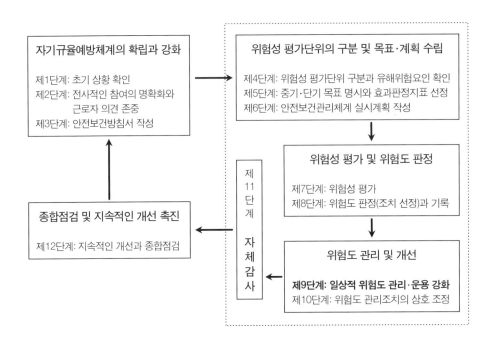

✻ 9.1. 교육 및 훈련의 강화

안전보건관리체계의 자율적 운영에 필요한 교육 및 훈련 기법을 확립하고
위험도를 판정해 개선 제안을 할 수 있는 능력을 갖춘다.

9.1.1. 목적

안전보건관리체계에서 교육 및 훈련의 역할은 지극히 중요하다. 안전보건관리체계 전체적인 운용 측면에서 핵심이 되는 위험성 평가 및 지속적인 개선의 성공 여부가 각 부서의 책임자, 현장의 관리감독자(작업주임)와 근로자의 어깨에 걸려 있으므로 시스템의 자율관리와 위험성 평가·개선 실시에 대한 교육 및 훈련은 필수 불가결한 것이다.

지금까지 안전보건 교육에서는, 예를 들어 기계안전, 유해안전 등 각종 기술 분야별로 안전보건 대책이 추진되는 경우가 많았다. 그동안 실시된 이러한 교육내용이 여전히 중요하기는 하지만 안전보건관리체계의 일환으로서 교육 및 훈련을 생각하면 시스템으로서의 접근 방법과 위험성 평가의 진행 방법 등에 새로운 관점이 반드시 필요하다. 또 교육수법을 강의 타입에서 소그룹 토론 중심 타입으로 바꾸는 것도 중요한 관점이다.

이 단계에서는 이러한 안전보건관리체계의 효과적인 운영에 필요한 교육 및 훈련 방법을 확립한다.

9.1.2. 활동 개요

● 활동 목표	◦ 교육 및 훈련에는 두 가지 대상이 있다. 첫째는 위험성 평가를 실시하는 담당자에 대한 교육이며, 둘째는 사업장 내 각 직책에 대한 교육이다. ◦ 이 단계에서는 각각에 대한 방법을 수립한다.
● 담당인력	◦ 안전보건 담당인력 및 현장의 관리감독자(작업주임)와 근로자 대표, 각 부서의 책임자 ◦ 위험성 평가와 개선에 경험이 많은 타 부서의 담당자와 전문가가 지원한다.
● 활동 예	◦ 각 부서에서 파악된 위험도, 위험성 평가 및 판단 수법을 이해하고, 안전보건관리체계에 대해 이해한다.
● 이 단계의 특징	◦ 자율적 관리를 취지로 하는 안전보건관리체계에서는 각 계층의 위험성 평가 및 일상적인 개선에의 주체적인 참여가 중요하며, 그것을 위해 기초가 되는 중요한 과정이다.
● 유의점	◦ 작은 위험도에 너무 집착하거나 거꾸로 위험성 평가가 형식적으로 흐르지 않도록 현장 각 직책의 주체성과 열의를 배양하는 참여형의 교육 및 훈련이 중요하다.

9.1.3. 실시 요령

교육 및 훈련은 크게 분류해 첫째, 위험성 평가 및 제11단계에서 자체감사를 실시하는 사람에 대한 교육과 둘째, 사업장의 각 계층에 대한 교육으로 나뉜다.

❶ 위험성 평가와 자체감사를 실시하는 사람에 대한 교육 및 훈련

① 이미 설명한 것처럼 위험성 평가는 각 부서의 책임자, 현장의 관리감독자(작업주임)와 근로자 대표들이 관여해 팀을 만들어 실시하는 것이 바람직하다. 그러나 그러기 위해서는 팀원이 위험성 평가 수법과 작업현장의 안전보건에 관해 일정

한 지식을 갖고 있을 필요가 있다. 기술적·전문적으로 상세한 지식까지는 필요 없지만 각 현장의 작업에는 어떤 것이 있고 거기에 잠재하는 유해위험요인을 작업장의 입장에서 알기 쉽게 분류해 이해할 필요가 있다. 예를 들어 유해위험요인 일람표를 참고한다.

② 위험도의 판단에 대해서는 제7단계의 위험도 매트릭스와 제8단계의 간편한 위험도 수준의 추정과 위험도 판정에 기초한 간편한 관리계획에 대해 이해할 필요가 있다. 항상 시스템으로서 지속적인 개선을 진행시킨다는 태도를 갖도록 하는 것이 중요하다. 이때에는 권위적 태도가 아니라 직장의 현실로부터 학습해 개선을 함께 강구하는 태도가 필요하다.

❷ 사업장의 각 직책에 대한 교육 및 훈련

① 작업자 일반에 대한 교육 및 훈련 각 직장에서의 작업 위험도를 확인해 대책을 추진하는 데 참여하는 방법에 중점을 둔다. 이미 각 부서의 위험도와 그 대책을 정리한 절차서가 작성되어 있는 경우에는 훈련교재로 이용해도 좋다. 그러나 중요한 것은 이러이러한 위험이 있다는 식으로 강의하듯이 가르치기보다는 사례 소개 및 그룹토의 방법을 이용해 자신이 위험을 확인하고 동료들과 개선 제안을 하는 과정에 대한 훈련을 중시하는 것이 좋다.

② 각 부서에서의 관리감독자(작업주임)에 대한 교육 및 훈련 각 부서에서의 관리감독자(작업주임)는 안전보건의 최전선에서 핵심적인 역할을 하는 입장에 있다. 이들에 대한 교육 및 훈련에서는 작업장에 있는 위험 파악과 더불어 각 작업자가 느끼거나 찾아낸 위험을 어떻게 안전보건관리체계 가운데에 도입해 개선에 연결시킬 것인가라는 시스템으로서의 사고방식이 중요시된다. 그곳에서는 작업자와의 쌍방 의사소통을 일상적으로 어떻게 할 것인가라는 관점이 중요시된다. 지금까지 우리나라에서 흔히 행해져 온 업무시작 전 모임(toolbox meeting)도 중요한 기회가 된다.

③ 각 부서의 책임자에 대한 교육 및 훈련 각 부서의 책임자(부장 또는 과장 등)는 안전보건에서 그 시스템의 허리와 같은 역할을 한다. 결국 자신의 부서에서 안전보건상의 위험 상황 및 대책수립 활동에 대해 보고를 받고 정보를 총괄하며 안전

보건관리체계를 통해 사업장 전체에 환류시키는 역할을 맡는다. 때로는 현장에 너무 가까이 있어 자칫 보기 어려울 수도 있는 시스템 및 의사소통의 개선에 중요한 역할을 할 수도 있다. 그러므로 각 부서 책임자에 대한 교육 및 훈련에서는 위험도에 대한 이해와 더불어 시스템으로서 가동시키는 수법이 중시된다.

④ 간부직원에 대한 교육 및 훈련   간부직원에 대한 교육 및 훈련도 필요하다. 안전보건은 생산에 통합되는 중요한 한 부분이며 안전보건관리체계로서 접근하면 성능 좋게 개선할 수 있다는 것에 초점을 둔다. 간부직원의 이해와 강한 의사표시가 일상적인 위험도 관리 운용을 강화한다는 것을 강조한다.

9.1.4. 참고 사항

❶ 위험성 평가와 자체감사를 실시하는 사람에 대한 교육 및 훈련

① 위험성 평가요원에 대한 교육에서 중요한 포인트는 두 가지다. 하나는 권위적으로 되거나 완벽을 추구하려다가 미미한 위험 및 위험내용의 세세한 부분에 관심이 쏠려 시간을 소비한 나머지 비용-효과적이며 유효하고 실천적인 대책을 좀처럼 진행하지 못할 가능성이 있다. 위험성 평가를 실시해도 잔존하는 위험은 반드시 있기 마련이며, 그 잔존 위험의 개략을 이해해 두고 현재로서 가능한 개선을 먼저 실시하면 된다. 잔존 위험이 중대하거나 긴급을 요하는 '허용할 수 없는 위험도'나 '중대한 위험도'인 경우가 아니라면 일상적인 위험도 관리조치 조정 시에 개선하면 된다는 것을 평가원에게 이해시킨다.

② 위험성 평가에서 또 하나의 실패 가능성은 위험성 평가가 사무적·관료적인 절차로 끝나버려 실질적인 내용이 없는 경우다. 일정한 서식에 따라 형식절차를 완료시켜 보고하면 위험성 평가의 형식은 일단 만족된 것처럼 보인다. 그러나 이러한 위험성 평가는 대단히 위험하다. 이것을 방지하기 위해 위험성 평가요원은 안전보건을 개선하려는 열의와 성의를 가질 필요가 있다. 저비용 개선처럼 곧 실시 가능한 위험도 낮추기 등에도 이해를 가질 것이 요구된다. 전문적이면서 고도의 기술적인 문제해결도 확실히 중요하지만 그러한 고도의 기술적인 해결에만 쏠려서는 안 된다. 또 하나의 대책은 팀 가운데에 제삼자를 포함시키거나 각 부서의

책임자가 시스템으로서의 위험성 평가결과를 점검할 수 있도록 해서 평가결과가 항상 많은 사람의 눈에 띄어 개선에 활용될 수 있도록 하는 것이다. 어쨌든 위험성 평가요원에 대한 교육 및 훈련에 대해서는 이와 같은 시스템으로서의 관점을 중시하도록 이해시킨다.

❷ 사업장의 각 직책에 대한 교육 및 훈련

① 어떠한 교육 및 훈련 활동에서도 이미 알려진 위험도를 강의 형식으로 하나씩 가르치기보다는 위험성 평가, 보고, 의사소통 및 감사 등 안전보건관리체계로서의 자리매김을 중시해 보고를 수행한다.

② 교육 및 훈련 활동과 소그룹에 의한 안전보건 토론은 가능한 한 업무시간 중에 한다. 업무시간 외에 실시하면 자율 활동이라고 말은 하지만 반(半)강제로 받아들이게 되어 실제로 의욕이 오르지 않는 경우가 있다.

③ 산업안전보건위원회는 일상적인 안전보건 위험의 점검 및 개선에 대해 실질적인 역할을 수행한다. 노사 대표가 느끼거나 동료로부터 들은 위험에 대해 적극적으로 발언해 대책을 강구하거나 위원회를 하기 전에 안전보건 패트롤을 실시하며 산업안전보건위원회의 활성화를 꾀해 성공하는 사업장도 많다.

④ 그동안에 하던 기술과제별 교육 및 훈련(기계안전, 산소결핍 직장 대책, 정신보건 대책 등)은 외부 강습기관의 프로그램을 활용하는 것도 한 방법이다. 그런 경우에도 전사적으로 사람들을 참여시켜 결과를 보고받고 시스템에 반영하는 관점이 중요하다.

9.2. 자격을 갖춘 안전보건인력 확보

사내에서 안전보건에 관한 필요자격조건을 명확히 해서 인적자원을 확보한다.

9.2.1. 목적

실제로 안전보건관리체계를 운용하는 데는 사내의 안전보건 담당인력이 현장의 노력을 지원하기 위한 열쇠가 된다. 그러므로 안전보건에 필요한 자격자를 확보하는 것도 중요하다. 산업보건에 관한 국가자격으로는 직업환경의학전문의, 산업위생기사, 인간공학기사 등이 있다.

이러한 국가가 정하는 자격과 연수뿐 아니라 기업으로서 산업보건을 진행시키는 가운데 독자적으로 필요한 인적자원도 있다.

이 단계에서는 안전보건관리체계를 구축하는 데 필요한 전문지식과 기능을 보유한 사내의 인적자원 확보에 대해 검토한다.

9.2.2. 활동 개요

안전보건관리체계 구축에서 안전보건의 전문성을 보유한 인재에게 요구되는 요건이 이전과는 차이가 있다는 점에 착안한다. 충분한 전문적 지식과 기능을 보유하는 것은 필요조건이지만 더 나아가 안전보건관리체계를 가동해 지속적인 개선을 수행하기 위해서는 현장에 어떠한 지원이 필요한가라는 관점이 항상 요구되고 있다. 다른 말로 하면, 기술적인 점뿐 아니라 그 실시절차를 정하거나 실시를 보증하는 관리기술 및 지원기술을 갖는 것이 중요하다. 그러기 위해 필요한 실천적이며 사용하기 쉬운 훈련교재를 준비하는 것도 중요한 전문기능으로서 요구된다.

• 활동 목표	◦ 안전보건관리체계의 성공을 위해 필요한 유자격자와 전문 인적자원을 확인하고 그 역할을 검토한다.
• 담당인력	◦ 안전보건 책임간부 및 각 부서의 책임자 ◦ 안전보건 담당인력의 조언을 얻는다.
• 활동 예	◦ 보건관리자, 산업보건의 등 법적 요건에 추가해 기업에 필요한 인재 (예: 인간공학전문가 등)
• 이 단계의 특징	◦ 법규를 준수하는 범위에서 지속적인 개선을 지향하는 안전보건관리체계를 가동하기 위해 하드웨어·소프트웨어 기술에 정통한 전문인재를 양성하고 확보한다.
• 유의점	◦ 안전보건 전문인력은 안전보건관리체계의 중심에서 선도하는 것이 아니라 현장에서 정해진 책임과 권한을 다하기 위한 지원자로서 자리매김을 한다.

9.2.3. 실시 요령

❶ 사내에서 안전보건에 관한 전문과정을 수료하거나 국가자격을 보유한 인재가 어떠한 기능과 자격을 갖고 있으며 어느 정도 있는지를 파악한다.

❷ 그러한 인적자원이 사내의 안전보건을 위해 해온 역할을 총괄한다. 필요에 따라 현장 관리감독자(작업주임)의 의견을 듣는다.

❸ 법률에 기초해 배치하도록 정해진 유자격자, 산업보건의, 보건관리자 등이 실제 배치되어 각 직책에서 어느 정도 역할을 해왔는지를 확인한다.

❹ 국가자격과는 별도로 회사에 어느 정도 안전보건에 관한 인재가 필요한지를 검토한다. 예를 들어 화학물질의 안전한 관리에 관한 전문지식·기술을 가진 자, 인간공학적인 직장개선에 경험이 있는 자, 교육·훈련 교재의 개발에 경험이 있는 자 등 다양한 가능성이 고려된다.

9.2.4. 참고 사항

❶ 법정 유자격자이든, 회사에 필요하다고 생각되는 전문지식·기술을 가진 자이든, 실제로 눈에 보이는 어떠한 역할을 하고 있는가라는 관점이 중요하다. 이 관점으로 유자격자의 역할을 재확인한다.

❷ 안전보건관리체계에서는 경영책임자의 의사 표명과 현장의 전원 참여에 의한 안전보건관리체계 구축이 중요하다. 안전보건 분야의 유자격자와 기술전문가는 안전보건관리체계를 가동하기 위한 측면의 기술 지원자로서 자리매김된다. 즉, 안전보건 전문기술자가 선도하며 직장개선을 진행시켜 간다는 사고방식보다는 오히려 현장 근로자가 위험성 평가와 개선을 추진하는 것을 지원하는 촉매역이라고 생각하는 것이다.

❸ 안전보건 분야의 유자격자와 기술전문가는 직장의 안전보건 위험요인에 관한 전문지식·기술을 가져야 할 뿐 아니라 관련된 학습과 경험을 축적해 가야 한다. 아울러 그 위에서 안전보건관리체계로 규정된 각 현장의 역할, 책임과 권한을 잘 이해해 각 부서에 어떠한 기술적 지원을 할 필요가 있는지 여부를 잘 이해할 필요가 있다.

❹ 안전보건 분야의 유자격자와 기술전문가는 안전보건관리체계 매뉴얼 및 절차서 등을 정리하는 데 중요한 역할을 한다. 기술적·전문적 사항을 누락시키지 말고 포함하는 것은 물론이고 항상 그것이 현장에서 사용하기 쉬울 것, 그리고 안전보건관리체계의 가운데에서 어떻게 자리매김될 것인지에 대해 확인하며 작업을 수행할 필요가 있다.

✱ 9.3. 외부 조언의 활용

외부의 안전보건 전문가와 연락을 유지하며 조언을 구하도록 한다.

9.3.1. 목적

안전보건관리체계를 구축하는 데는 상당량의 문서화와 기술적 평가 업무가 동반된다. 안전보건관리체계 매뉴얼 및 각 부서 절차서를 책정하는 데는 각 부서 및 기술요건별로 사용하기 쉽게 고안된 문서가 준비되어 있어야 한다. 그리고 그것이 안전보건관리체계로서 가동되도록 상호 자리매김되고 연계를 가질 필요가 있다. 이러한 업무는 성과를 볼 수 있는 것으로 국제적인 경험을 통해 확인되어 왔다. 반복해서 강조하지만 안전보건관리체계는 가능한 것부터 시작해 지속적인 개선을 통해 시스템으로서의 향상을 꾀하면 된다. 그런 의미에서 외부의 산업안전보건 전문가는 안전보건관리체계의 출발에 불가결한 요소는 아니다. 그러나 광범한 위험을 취급하는 대규모 사업장이나 중대한 위험을 동반하는 작업이 있는 사업장에서는 실제로 안전보건관리체계 구축의 여러 단계, 여러 활동의 일부를 외부 위탁(out-sourcing)하는 것이 합리적인 경우도 있다. 또는 사업장 내의 위험성 평가대책과 선정능력을 강화하기 위해 외부 전문가와 공동작업을 하는 것도 한 방법일 수 있다.

이 단계에서는 외부의 안전보건 전문가 및 컨설턴트 기관을 어떻게 활용할 것인지 검토한다.

9.3.2. 활동 개요

외부의 안전보건 전문가 및 컨설턴트 기관을 활용할 때에는 일방적으로 맡겨버리지 말고 공동작업을 한다는 자세가 중요하다. 그리고 그 공동작업 속에서 필요한 노하우를 배우고 개선을 실시해 다음 단계에서는 한층 더 큰 개선을 지향하는 공동작업을 계속한다.

● 활동 목표	◦ 외부기관의 유효한 활용 방법에 대해 확인한다.
● 담당인력	◦ 안전보건 책임간부 및 각 부서의 책임자 ◦ 안전보건 담당인력의 의견을 구한다.
● 활동 예	◦ 안전보건평가 활동 일부의 위탁(작업환경측정 등), 안전보건관리체계 구축을 위한 공동작업 ◦ 위험성 평가위원을 양성하기 위한 교육 및 훈련 등의 목적에 따라 활용한다.
● 이 단계의 특징	◦ 어떠한 이용에서도 안전보건관리체계 구축의 주체는 당해 사업장 및 기업에 있으며, 그런 인식 위에서 외부기관을 활용한다.
● 유의점	◦ 경험 있는 컨설턴트와 안전보건관리체계 구축을 위한 공동작업을 사내에 바람직한 노하우로 뿌리내리게 한다.

9.3.3. 실시 요령

❶ 지금까지의 안전보건 진행 방법 중에서 외부의 안전보건 전문가를 활용하려고 한 예로 어떠한 것이 있는지 확인한다.

❷ 그러한 외부 위탁이 실제로 어떠한 역할을 해서 도움이 되었는지를 검토한다. 각각의 담당자와 현장 관계자에게 지금까지의 경험을 물어본다.

❸ 안전보건관리체계가 가동되기 시작한 경우에 어떠한 점에서 외부의 안전보건 전문가 및 컨설턴트 기관을 활용할 수 있는 가능성이 있는지를 검토한다.

그림 2-8 외부 전문가의 활용이 필요한 경우

외부 전문가의 활용이 필요한 경우		역할
전문성이 높은 평가지표 중 일부를 외부에 위탁한다.	→	작업환경측정, 건강진단 등
외부 전문가와의 공동작업을 통해 내부 능력의 향상을 꾀한다.	→	공동 위험성 평가, 새로운 예방조치의 개발 등
사업장의 안전보건 실행능력을 개선한다.	→	기록·성과의 평가 및 감사 활동
교육 및 훈련 활동을 한다.	→	훈련 매뉴얼 작성, 기업 내 참여형 트레이너 육성
안전보건관리체계를 종합개발한다.	→	각 단계별 공동계획 및 실시에 대한 기술적 지원

9.3.4. 참고 사항

외부기관의 활용 가능성으로 안전보건관리체계에 동반된 문서화 작업, 교육 및 훈련, 건강진단·작업환경측정 등의 기술적 요소, 인간공학적 점검 등 다양한 경우를 고려해 볼 수 있다. 어떠한 경우든 외부에 일방적으로 맡겨버리지 말고 회사 내에서 주도권을 갖고 그 위에서 외부기관의 전문성 및 경험을 어떻게 자리매김해 활용할 것인가라는 관점이 항상 중요하다. 다음에서 설명하는 것과 같은 외부기관 및 컨설턴트의 활용 방법이 있다.

❶ 고도로 전문적인 작업환경측정 등을 의뢰하는 경우　직장 내에서 사용되는 유해물질 등의 측정이 사내의 설비로는 측정할 수 없는 고도의 기술을 필요로 하는 경우에는 안전보건관리체계 중 일부의 기술적 요소를 외부에 위탁한다. 단지 측정을 했다는 것에서 그치지 말고 결과 활용과 자리매김을 안전보건관리체계 가운데서 실시한다.

❷ 경험을 보유한 외부의 산업보건기관에 안전보건관리체계 구축의 안내역을 의뢰하는 경우　이 경우에는 외부기관과 사내 담당자가 공동작업을 한다. 컨설턴트 업무가 종료된 후 회사 내의 인재만으로도 안전보건관리체계를 가동시킬 수 있는 노하우가 남아 있도록 공동작업을 한다.

❸ 회사 내에 안전보건의 전문인재가 있는 경우　이때에도 전문인재를 유효하게 활용하기 위해 업무의 일부를 외부 위탁하는 것이 좋은 경우가 있다. 예를 들어 사내의 산업보건의에게 건강진단을 맡기기보다 검진기관에 외주를 주고 직장의 작업내용을 잘 이해하고 있는 산업보건의가 사후지도에 충분히 시간을 사용하는 것이 더 양질의 안전보건 서비스를 제공할 가능성이 있다.

❹ 중소기업 등 안전보건의 전문인재 확보가 사내에서 어려운 경우　이 경우에도 외부기관에 위탁할 수 있다. 이때도 가능한 한 외부에 일방적으로 맡기는 것이 아니라 사내의 담당자와 공동작업해 회사 내에 안전보건관리체계를 운용하는 노하우가 정착되도록 한다. 또 중소기업의 안전보건 개선에 대해서는 정부의 지원제도가 준비되어 있으므로 가까운 한국산업안전보건공단 지사에 문의한다.

*9.4. 체계적인 유해위험요인 관리

유해위험요인을 관리하기 위해 여러 대책을 체계적으로 실시한다.

9.4.1. 목적

이 단계에서는 위험성 평가결과 명백하게 된 유해위험요인 관리를 안전보건관리체계 가운데서 어떠한 절차로 행할 것인지를 계획을 세워 실행한다. 유해위험요인 관리의 하드웨어적인 기술수법은 다양하게 알려져 있고 확립되어 있지만, 안전보건 관리체계화된 환류 고리 가운데서 그것들을 어떻게 자리매김할 것인지가 중요하다. 동시에 현장의 지혜를 모아서 동시 다면적으로 폭넓은 대책을 취하는 관점이 필요하다.

9.4.2. 활동 개요

안전보건관리체계에서 중요한 것은 지속적인 개선을 지향하기 위한 개별적인 개선 기술의 자리매김과 연계다. 또한 개선 기술에서 유의해야 할 것으로는 주요 복합요인에 대처하고 개인별 요인을 배려하는 것이다. 이것은 그동안 각 직장에서 개별적으로는 실시되어 왔지만 반드시 체계적으로 실행되지는 못한 경우도 있고 안전보건관리체계로서 유해위험요인을 관리하는 데 중요한 포인트다.

● 활동 목표	◦ 그동안 개별적으로 실시되어 온 유해위험요인 관리를 안전보건관리 체계의 일부로 자리매김해 실시한다.
● 담당인력	◦ 현장의 관리감독자(작업주임), 근로자 ◦ 안전보건 담당인력이 지원한다.
● 활동 예	◦ 유해발생원을 격리하고 국소배기장치를 설치한다. ◦ 작업대 개선 등 인간공학적 대책을 세운다.
● 이 단계의 특징	◦ 하나하나의 관리대책이 환류 고리에 따라 안전보건관리체계의 중심

	에 자리매김된다.
• 유의점	◦ 복합요인 대책은 다양한 가능성을 상정해 충분히 실시한다.

9.4.3. 실시 요령

❶ 유해위험요인 관리를 위해 사내에서 지금까지 사용되어 온 하드웨어적 또는 소 프트웨어적인 수법과 대상을 열거한다. 개선과 위험성 평가에 관한 기록과 문서 를 모두 점검함으로써 이 단계는 쉽게 진행할 수 있다.

❷ 지금까지 사용된 대책 가운데 효과가 큰 것과 작은 것을 평가한다. 현장의 관리 감독자(작업주임), 근로자의 의견을 듣는 것이 중요하다.

❸ 지금까지 사용되어 온 대책 가운데 복합 위험요인과 개인적 요인대책으로서 실 시되어 유효했던 것을 특히 다룬다. 또 새롭게 필요하거나 유효하다고 생각되는 관리 방법이 없는지 검토한다.

❹ 관리 방법과 대책은 사내의 모든 부서를 상정해 광범하게 다룬다. 유해발생원 대 책(온열환경, 화학물질, 소음·진동 등의 물리적 요인, 방사선 등), 작업자세와 중량물 취급, 노동시간과 일일 연속작업시간, 휴게설비와 복지시설, 분진대책, VDT대책, 운전작업의 안전, 근로자의 개인적 요인(임신부, 중고령 근로자, 생활습관병, 장애자, 외국인 근로자 등), 기타 생각할 수 있는 모든 관련 요인을 열거해 본다. 여기서는 현장의 관리감독자(작업주임)와 근로자의 의견이 중요하다. 이미 점검표가 있으 면 활용한다.

❺ 안전보건관리체계 구축의 기본적인 절차를 한 번 끝냈다면 유해위험요인별로 그 관리 방법 및 사업장 내의 어느 곳에 어떠한 사례가 있는지를 상세하게 소개한 내 용을 안전보건관리체계 매뉴얼 가운데 포함시키는 것이 좋다. 혹은 매뉴얼로부 터 독립시켜 유해위험요인별로 정리해 놓아도 좋다.

9.4.4. 참고 사항

❶ 유해환경관리에 관해 이미 수행된 위험성 평가의 결과를 참조하면서 작업공정 및 절차의 처음부터 마지막까지를 계통적으로 보아 어디에 관리의 필요성이 있는지를 검토한다.

❷ 지금까지 사용되어 온 공학적 개선 기술(예를 들어 유해발생원 격리, 국소배기장치의 설치)은 유효하다. 더 나아가 유해작업 자체를 줄일 수 있는지, 유해성이 더 적은 대체물질 및 작업절차는 없는지를 검토한다.

❸ 현재에는 법규를 만족시키고 있더라도 장래에 건강과 환경상의 위험으로 여론의 관심이 증가하거나 새로이 유해성이 명확하게 밝혀질 가능성이 있는 물질 및 공정에 대해서도 대책을 검토한다. 이것들은 근로자의 건강 위험요인임과 동시에 회사에게도 경영 위험요인이 된다.

❹ 작업자세, 단조로운 작업내용, 중량물 운반 방법, 작업시간 요인, 조명과 온도 등의 인간공학적 측면은 생산성에 직결되는 요소이며 관리에 대한 요구도는 높다.

❺ 근로자 한 사람, 한 사람의 개인적 요인을 배려해 대책을 실시한다. 신체 또는 정신에 질병을 가진 채 일하는 근로자, 임신부, 중고령 근로자, 장애자, 외국인 근로자 등 각각의 근로자에 대한 지원과제를 점검한다. 특히 개인의 건강문제와 관련되는 경우에는 프라이버시 보호의 관점에서 산업보건의 등 산업보건 담당인력의 조언을 받는다.

❻ 복합요인에 의한 유해위험조건의 증대에 항상 주의해서 대책을 세운다. 복수의 유해조건의 상호작용, 개인적 요인과 유해조건의 상호작용, 스트레스 및 작업내용과 유해조건의 상호작용 등 다양한 조합에 의해 위험이 늘어날 가능성을 검토한다.

*9.5. 비정상적인 조업 상태에서의 시정조치

> 현행의 작업시스템이 안전하게 운영되고 있는지를 확인하고,
> 생산시스템이 비정상적인 상태인 경우의 예방과 시정조치를 정비한다.

9.5.1. 목적

이 단계에서는 생산시스템이 비정상적인 상태인 경우에 인적 사고를 포함한 긴급사태를 발생시키지 않도록 하는 예방과 시정조치를 확립한다.

10.2. '긴급 시 대책의 계획 및 훈련, 재해 분석'에서는 긴급사태 발생 이후의 조치를 검토하고 있으나 이 단계에서는 긴급사태 발생 이전의 예방단계를 검토한다. 비정상적인 시스템 상태에서의 대책으로서는 관련된 기술 포인트를 광범하게 고려하면서 비정상적인 상태의 발생 가능성을 나열하는 동시에 대책을 준비한다. 비정상적인 상태에서 순조롭게 대책을 시행하기 위한 책임실시체제에 대해서도 확인을 한다.

9.5.2. 활동 개요

● 활동 목표	◦ 비정상적인 생산시스템 상태 시의 예방 및 시정조치를 정비하고 긴급 시의 순조로운 실시대책을 확립한다.
● 담당인력	◦ 현장 각 부서의 책임자, 관리감독자(작업주임), 근로자 ◦ 안전보건 담당인력이 지원한다.
● 활동 예	◦ 과거에 비정상적인 상태를 발생시킨 사례를 수집하고 분석한다. ◦ 혹은 현 시스템이 비정상 상태를 야기한다면 어떠한 사례가 생길 것인지에 대한 상정과 예방대책을 수립한다.
● 이 단계의 특징	◦ 7.3. '예방조치의 평가'와 관련해 당해 예방조치가 정상적으로 기능하지 않는다면 어떻게 될 것인가의 대책을 안전보건관리체계의 중심에 자리매김한다.

9.5.3. 실시 요령

❶ 지금까지 사업장 내 경험으로 생산시스템의 비정상적인 상태 발생사례를 열거한다. 단독적인 생산기계의 비정상 상태부터 생산시스템 전체의 비정상 상태 및 휴먼에러에 대한 대응책이 갖추어지지 않은 것 등 작은 것까지 포함해 광범하게 사례를 수집한다.

❷ 당해 사업장 내의 타 사업장 또는 타사의 사례에서 관련된 정보수집에 노력한다. 기계 및 생산시스템의 납품회사에 비정상 상태의 발생 가능성 및 과거에 실제로 발생한 것에 대한 정보를 수집한다.

❸ 수집된 과거의 비정상 상태 사례 및 지금부터 발생할 가능성이 있는 비정상 상태에 대해 현재 어떠한 대책이 수립되어 있고, 그것이 작업자 및 관계자에게 주지되고 있는지를 확인한다. 그러기 위해서는 작업현장에서 직접 담당자에게 의견을 들을 필요가 있다.

❹ 비정상 상태 발생 시의 시정조치 및 절차에 대해 문서화해 사용하기 쉬운 작업요령으로 정리한다. 관계자에게 주지시킴과 동시에 안전보건관리체계의 일환으로서 안전보건관리체계 매뉴얼에 추가한다.

9.5.4. 참고 사항

❶ 비정상적인 상태의 종류에는 예를 들어 다음과 같은 것들을 생각해 볼 수 있다. 단독적인 생산기계의 고장 및 불비, 컴퓨터의 작동불량, 대규모 조작시스템의 비정상 상태, 잘못 판단 및 잘못 조작에 의해 발생하는 것 등이다. 이것에 대해 그 발생원인과 가능성을 안전보건관리체계로서 분석해 가능한 대책을 검토하고 비정상 상태의 시정 및 예방조치를 강구한다.

❷ 기술요인별로 주목해야 할 것은 '전기·기계안전', '화학물질 관리', '유해작업 관

리', '기계설비안전', '보수점검' 등이며 비정상 상태가 발생할 가능성과 그때의 대책이 명확하게 검토될 필요가 있다.

❸ 비정상 상태 시의 대책을 순조롭고 준비 만전으로 운용하기 위해 '조직·책임', '교육·훈련', '유지점검' 등의 절차를 사용하기 쉽게 실제적으로 정해 철저히 주지시킨 기업도 있다.

❹ 비정상적인 상태 및 긴급사태는 외부업자 및 하청업자의 작업에서도 발생할 가능성이 있다. 이러한 협력업체에 의한 작업 및 비정상 시의 작업에 대해서도 협력업체와 공동으로 검토하는 기회를 만들어 발생 시 절차를 규정한다.

그림 2-9 장치산업에서 경험할 수 있는 비정상 상태의 사례 및 시정조치

비정상 상태		시정조치
감시작업에서 컴퓨터가 작동불량이다.	→	수동으로도 최저한의 필요조작이 가능하도록 일상훈련을 한다.
영문 표시된 생산기계에 잘못 조작으로 사고가 났다.	→	조작판을 색으로 구별하고, 영문 표시를 한글 표시로 교체한다.
공장 점검 시 작업자의 추락사고가 났다.	→	작업을 서두르지 말고 여유 있게 계획해 실시한다.

*9.6. 안전한 기기 및 재료의 조달

안전성과 건강영향을 충분히 고려한 기기 및 재료 등을 구입·조달한다.

9.6.1. 목적

기기 및 재료를 조달할 때는 안전성과 건강영향에 충분히 주의해서 선택하는 것이 안전보건의 기본이다. 일단 구입한 설비를 변경하거나 사용하고 있는 재료를 중도에 변경하는 것은 그것을 개선하려고 할 때 큰 비용을 필요로 하는 경우도 있다. 이 단계에서는 안전보건관리체계의 일환으로서 안전한 기기 및 재료의 조달을 확립한다.

9.6.2. 활동 개요

● 활동 목표	◦ 새로운 기기 및 재료 도입 시에 간편한 위험성 평가기법을 정해 실시한다.
● 담당인력	◦ 현장의 관리감독자(작업주임), 근로자, 관계 부서의 책임자 ◦ 안전보건 담당인력이 지원한다.
● 활동 예	◦ 새로운 기기 및 재료 도입에 의해 생기는 변화 및 위험도를 광범한 관점에서 파악한다.
● 이 단계의 특징	◦ 이미 확립되어 있는 위험성 평가기법을 배워서 변화 시의 간편한 위험성 평가기법으로 자리매김한다.
● 유의점	◦ 효과적이고 능력 있는 평가팀을 조직하고, 평가결과의 보고체제를 확립한다.

9.6.3. 실시 요령

❶ 새로운 기기 및 재료를 구입할 때는 가능한 한 정보를 수집해 안전보건상의 평가를 하는 것을 안전보건관리체계의 일환으로 자리매김한다. 새로운 기기 및 재료 구입 시의 간단한 위험성 평가라고 할 수 있다. 물론 신규 유해물질과 로봇 등 위험도가 높은 미지의 물건을 구입할 때는 특별히 위험성 평가팀을 만들어 수행해야 한다.

❷ 수집할 정보로는 기기는 물론이고 재료 등을 공정에 새로이 도입하는 경우에도 가능성이 있는 유해위험요인을 걸러낸다. 그다음에 제8단계의 위험도 판정 수법을 활용해 위험도가 허용할 수 있는지 아닌지를 판정한다.

❸ 위험도 판정은 현장의 관리감독자(작업주임), 근로자 대표, 각 부서의 책임자로 구성된 팀이 안전보건 담당인력의 협력을 얻어 행한다. 판정된 결과는 반드시 각 부서의 책임자가 기록하고, 결과를 사업소장과 책임 있는 간부에게 보고한다.

❹ 새로운 기기 및 재료를 구입할 때는 가능하다면 옵션을 제시해 안전보건, 비용편익, 생산성 등의 종합관점으로부터 위험도와 유리한 점을 비교해 최종 판단하는 것이 요망된다.

그림 2-10 기기 도입 시 유해위험요인을 선별하는 예

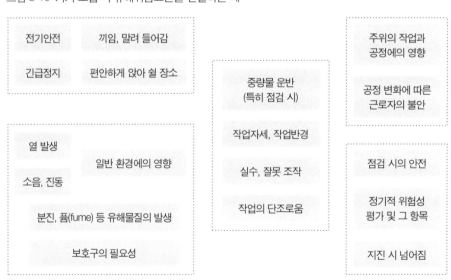

9.6.4. 참고 사항

❶ 이미 동일하거나 유사한 기기 및 공정을 사용하고 있는 사업장이 있으면 그 정보를 수집하는 것이 중요하다.

❷ 새로운 재료, 특히 화학물질에 대해서는 MSDS를 제공하도록 납품업자에게 요구하고 그 내용을 관계자에게 소개해 의견을 구한다. 최근에는 납품업자 측에서 적극적으로 준비해 제시하는 사례가 늘고 있다. 거꾸로 보면 MSDS가 준비되지 않은 납품업자와의 거래는 그만큼 안전에 대해 위험도가 크다고 볼 수 있다.

❸ 과거의 경험을 구하기 위해 작업에 익숙하거나 경험이 있는 작업자의 의견을 반드시 듣는다.

❹ 판정된 위험도는 반드시 안전보건관리체계를 통해 필요한 간부에게 보고하는 절차를 확립한다.

❺ 안전보건관리체계의 경험으로 보면 앞의 것을 정리해 새로운 기기 구입 시 및 재료 도입 시의 점검 항목과 간편한 위험성 평가 절차를 정리해 두는 것이 좋다.

✱ 9.7. 문서의 유지 및 활용

안전보건관리체계에 포함된 전체 문서를 기록하고
유지 및 활용하는 시스템을 확립한다.

9.7.1. 목적

안전보건관리체계에 관한 문서는 생생하게 활용되는 문서다. 모든 관계자가 쉽게 이해할 수 있게 내용을 정리하고 실제로 활용하기 쉽게 정리하는 것이 기본이다. 여기서는 방침서, 안전보건관리체계 매뉴얼, 절차서 등 세 가지 문서가 기본문서로서 중요하다. 이 가운데서 안전보건관리체계 매뉴얼은 각 기술부서별 절차서 또는 그 요약, 작업에서의 기술 내용 및 위험도의 설명, 위험성 평가 방식 및 평가지, 감사의 진행 방법 등을 서서히 추가하면서 필요한 정보를 정리·편집하며, 또 오래된 내용은 삭제 및 갱신해 항상 살아 있는 매뉴얼로 유지한다.

또 각 문서는 상호 관련지어 사용하기 쉽게 관리할 필요가 있다. 즉, 안전보건관리체계의 핵심적인 요소 및 요소의 상호 관계를 보여주어 전체가 어떻게 구성되어 있으며, 안전보건관리체계 각 부서에서의 진행 방법 및 특정한 기술적 내용의 운용에 대해 안전보건관리체계 문서의 어느 부서에 필요한 정보가 기재되어 있는지 그 상호 관계를 알 수 있도록 시스템으로 정비한다. 이 단계에서는 활용하기 쉬운 문서 작성과 유지·관리 시스템을 확립한다.

9.7.2. 활동 개요

안전보건관리체계 구축에서 문서화는 기본이지만 그러한 문서는 실제로 활용될 때만 의의가 있다. 모처럼 관계자가 시간과 노력을 들여 작성한 대량의 문서가 감사 때에만 보이고 보통 때는 사장되어 있다면 회사의 자원을 낭비하는 것이다. 문서가 시스템 가운데서 활용되고 동시에 각 현장으로부터 환류를 받아 갱신되며 다시 사용하기 쉽도록 만들어 현장의 개선에 실제로 활용되는 것이 중요하다.

• 활동 목표	◦ 방침서, 안전보건관리체계 매뉴얼, 절차서 등 세 가지 기본문서가 사용되기 쉽게 관리 및 유지되어 살아 있는 문서로서 필요한 갱신이 이루어지는 시스템을 확립한다.
• 담당인력	◦ 문서관리 부서의 책임자 ◦ 현장의 관리감독자(작업주임), 근로자 대표, 각 부서의 책임자 ◦ 안전보건 담당인력이 지원한다.
• 활동 예	◦ 생생하게 활용되는 문서 작성 및 갱신을 위해 각 부서에서 일상적인 위험성 평가 및 관리에 관한 정보를 정기적으로 다룬다. ◦ 매월 첫 번째 날을 문서 점검일로 한다.
• 이 단계의 특징	◦ 정보 공유화가 보증된다. ◦ 안전보건관리체계 매뉴얼 및 각 작업별 절차서를 보면 안전보건 활동의 현황이 이해된다.
• 유의점	◦ 새로운 활동의 정보가 각 부서로부터 계속 입수되고 문서가 갱신되는 시스템을 확립한다.

9.7.3. 실시 요령

❶ 안전보건관리체계에서 살아 있는 문서의 유지 및 활용에는 무엇이 필요한지를 먼저 확인한다. 첫 번째로, 방침서는 앞에서 설명한 것처럼 산업보건을 경영목표에 통합하고 통합을 위한 구체적인 행동지침을 기록한 기본문서다. 두 번째로, 안전보건관리체계 매뉴얼은 당해 사업장 내의 각 작업내용에 동반되는 위험과 관리방법을 정리해 다루고 있으므로 안전보건관리체계 구축의 진행 정도를 조감하는 문서다. 세 번째로, 절차서는 각 작업별로 작업에 포함된 안전보건의 위험 내용과 관리수법을 이해하기 쉽게 정리한다.

❷ 문서는 사용하기 쉽게 양식을 정하는 것이 중요하다. 예를 들어 안전보건관리체계 매뉴얼에 대해서는 다루고 있는 위험의 내용별로 위험 발생원, 담당하는 작업장소 또는 작업내용, 위험성 평가법, 건강 및 안전에 미치는 영향, 과거의 건강영

향 사례, 관리수법 등으로 양식을 정해 기록하고 철해둔다.

❸ 앞의 세 가지 기본문서 외에도 계획서, 위험성 평가 및 감사 등의 기록서류, 평가지 및 점검표, MSDS 및 유해위험요인에 관한 정보서류 등 안전보건관리체계가 구축되어 감에 따라 다양한 관리 및 보존해야 할 문서가 증가한다. 문서관리에 대해 결정된 형식 및 규칙은 없다. 방침서, 안전보건관리체계 매뉴얼, 절차서 등 세 가지 문서가 살아 있는 기본문서로 활용되고 그것들만 보아도 안전보건관리체계 전체의 최신 모습이 이해되도록 지속적으로 내용을 갱신한다. 그 밖의 문서는 참고정보로서 언제든 꺼내볼 수 있도록 정리해 보관하는 것도 한 방법이다.

❹ 문서의 작성책임자 및 보관책임자를 정한다. 원본은 문서관리의 책임담당 부서에서 관리하고 그 밖의 경영에 관한 중요한 문서관리의 중심에 위치시킨다.

❺ 사고 또는 질병 발생 시에는 문서에 기록한다.

❻ 문서의 흐름, 관리, 유지를 정기적으로 점검하고 필요하면 형식을 수정한다.

9.7.4. 참고 사항

❶ 목록표와 목차, 색인, 검색의 키워드 등을 정비하는 것도 좋은 방법이다. 컴퓨터를 이용해 키워드별로 데이터베이스를 만들고 필요한 정보를 새로 입력하거나 검색해 내는 시스템의 구축도 도움이 된다.

❷ 문서는 형식을 갖추고 쉽게 기록하고 읽을 수 있도록 한다. 안전보건관리체계 매뉴얼로 정리해 가는 방법으로서 표와 그림을 활용해 정리한다.

❸ 현장에서 문서를 활용하고 중앙에서 보관하는 것이 중요하다. 또한 문서관리는 통상적인 문서관리시스템 속에 엮어 넣어 업무량이 느는 것을 피한다.

❹ 사고 또는 질병 발생 시의 원인규명에서는 현장조사와 함께 잘 유지, 갱신, 관리되는 문서가 유력한 단서가 될 수 있다.

❺ 문서는 항상 갱신한다. 문서의 흐름이 엉클어지지 않도록 정리하는 것은 물론 현장에서 문서가 철저하게 갱신되는 시스템의 구축 및 관계자와의 협력체제를 서서히 정리해 놓는다. 또한 문서의 형식이나 흐름을 정기적으로 점검하는 것도 중요하다.

그림 2-11 문서화에서 중요한 포인트

문서화의 역할	→	○ 문서화에서 중요한 포인트다. ○ 문서량은 필요최소한도로 한다.
이해하기 쉽다.	→	○ 현장 작업자의 감각에 맞는 내용과 구성 으로 한다. ○ 필요 부수를 현장별로 파악한다.
접근하기 쉽다.	→	○ 문제점 고발형이 아닌 대책지향형으로 만 든다. ○ 그림과 사진을 활용한다.
친근하게 느낀다.	→	○ 작업자 의견을 곧바로 반영한다. ○ 새로운 사항 및 대책을 곧바로 포함한다.
현장의 요구도에 맞고 실제로 도움이 된다.	→	○ 현 실태에 맞지 않는 오래된 기록은 곧바 로 삭제한다.

*9.8. 성과평가

안전보건관리체계의 실제 운용 상황 및 성과를 자율적으로 평가해
지속적인 개선을 하기 위해 다음의 목표를 검토한다.

9.8.1. 목적

이 단계는 안전보건관리체계가 실제 운용되고 있다는 전제하에 어느 정도로 적절하게 운용 상황 및 성과(performance)가 확인되었는지 명백히 하기 위해 실시한다.

그러므로 제5단계에서 규정된 중기·단기 목표 및 제8단계에서 규정된 위험도 판정에 기초해 선정된 개선조치가 실제 어느 정도 실시되었는지의 성과를 자율적으로 평가한 뒤에 성과가 오른 영역에 대해서는 다음 단계를, 성과가 오르지 않은 영역에 대해서는 조치의 적절성에 대한 재평가 및 재실시를 검토하는 것을 목적으로 한다.

9.8.2. 활동 개요

• 활동 목표	◦ 중기·단기 목표 및 위험도 판정에 기초해 선정된 개선조치의 실시 상황을 자율적으로 평가해 한발 더 나아간 개선대책 수립 및 지원과제를 명백히 한다.
• 담당인력	◦ 각 부서의 책임자와 위험성 평가에 참여한 관리감독자(작업주임), 근로자의 대표 ◦ 안전보건 담당인력이 지원한다.
• 활동 예	◦ 성과평가의 수법은 ① 문서와 기록서류 참조, ② 각 직급 관계자의 이야기 청취, ③ 개선 및 변화 사례의 파악 등 세 가지 측면에서의 사실 수집이 있다.
• 이 단계의 특징	◦ 시스템이 실제로 어느 정도 기능하고 있는지 그 성능을 평가하고 향상시키는 중요한 단계다.

| • 유의점 | ◦ 현장의 관리감독자(작업주임), 근로자 대표가 주체가 되어 실행 가능한 지속적인 개선체제를 구축하고 필요한 교육 및 훈련을 실시한다. |

9.8.3. 실시 요령

❶ 성과평가를 행하기 전에 제5단계에서 규정된 중기·단기 목표와 제8단계에서 규정된 위험도 판정에 기초해 선정된 개선조치의 목록표를 뽑아본다. 이 목록표에 기초해 어느 범위에서 성과평가를 행할 것인지와 성과평가 일정 및 작업현장 방문 순서를 결정한다.

❷ 각각의 목표에 대해 '계획이 실행되었는가', '중기·단기 목표의 취지를 달성했는가'의 2단계 접근을 한다. BS 8800에서는 계획이 실행되지도 않았는데 목적이 달성되는 흥미로운 예를 들고 있다. 즉, 어떠한 사고를 줄이려는 목표가 우연의 결과로부터 또는 당해 작업이 불황의 영향으로 감소해 그와 같은 결과가 생길 수 있는 가능성을 지적하고 결과만이 아니라 그 과정을 평가하는 것이 중요하다고 다시 한번 지적하고 있다.

❸ 정성적 지표(예를 들어 산업안전보건위원회의 활성화)에 대해 판정을 하는 경우에는 ① 관련 문서와 기록 참조, ② 사업장 내 각 직급 관계자의 이야기 청취, ③ 그동안 행해진 개선과 변화의 사례 파악 등 세 가지 측면에서 사실을 모아 종합적으로 판정한다.

❹ 정량화된 목표가 정해진 항목(사고 줄이기, 유해물질 사용량 줄이기, 보호구의 사용률 올리기 등)에 대해서는 기록 및 현장의 실태에서 수치를 산출해 목표가 달성되었는지 여부를 판단한다.

❺ 정량화된 목표의 평가에서는 수치목표의 달성과 더불어 그 상태가 앞으로도 무리 없이 지속적으로 유지·개선해 갈 수 있는 상황인지 여부를 평가하는 것도 중요하다. 수치목표를 달성하기 위해 현장이 상당히 무리하고 있다면 지속적인 개선이라는 관점에서는 새로운 지원이 필요할 것이다. 즉, 무리 없이 안전보건관리체계에 정착되어 지속적으로 개선하기 위해서는 어떠한 차기 목표 설정 및 기술지원이 필요한지를 검토한다.

9.8.4. 참고 사항

❶ 성과평가는 어디까지나 차기 대책을 수행하기 위한 실제적인 방법으로 자리매김 해야 하며, 이 점을 현장의 담당자 및 작업자에게 충분히 설명한다. 성과평가 결과가 작업자 개인 혹은 작업단위를 평가해 성적을 매기거나 향후 관계자의 평정 자료 등에 쓰여서는 안 된다. 그러한 경향이 조금이라도 있으면 현장 담당자는 눈에 잘 띄고 좋은 평가를 얻기 쉬운 몇몇 사항에 집중해 성과를 올리려고 해 당장은 눈에 보이지 않는 다른 위험에 대한 업무수행을 소홀히 하게 될 위험이 크다.

❷ 성과평가는 직장에서 자율적으로 하는 것이 기본이다. 평가자 중에는 작업에 정통한 자가 포함되어야 한다. 안전보건 담당인력이 그것을 지원한다. 또한 성과평가를 수행하기 쉽도록 책임 있는 간부가 의사 표명을 하고 참여하도록 한다. 더 객관적인 제삼자의 눈에 의한 또 하나의 평가는 (시스템의 평가를 포함해) 제11단계인 '자체감사'에서 수행한다.

❸ 성과평가 결과를 제대로 활용하려는 아이디어가 필요하다. 더 좋은 사례를 적극적으로 사업장 내에 소개한다. 단지 칭찬하거나 표창하는 것이 아니고 그러한 활동이 어떻게 자율적으로 진행되었으며 어떻게 자원을 활용해 시스템으로서 자리매김했는가에 대한 정보를 동시에 제공한다. 또한 목표를 달성할 수 없었던 사례에 대해서는 기타 사례를 참조하면서 목표 및 실행계획을 다시 제시하는 것에 대해 구체적으로 의논할 기회를 현장에서 갖거나 안전보건 담당인력으로부터 조언을 얻을 기회를 만든다.

❹ 이번 기회에 목표를 달성할 수 없었던 과제 및 작업 부서에 대해서는 비난할 것이 아니라 달성할 수 없었던 원인을 현장의 담당자와 함께 검토해 지속적인 개선이라는 관점으로부터 앞으로 어떠한 목표 설정이 필요한지를 재검토한다. 한편 당면 목표가 달성되었어도 상당히 무리를 했다면 앞으로 지속적인 개선의 관점에서부터 배려할 필요가 있다. 정량화하기 어려운 위험의 누락이 없는지를 확인하는 것도 필요하다. 결국 성과평가는 목표가 달성되었는지 여부를 보는 것과 동시에 목표달성을 위해 실시되어 온 노력이 각 작업 부서에서 어느 정도 유지가 가능하고 지속적인 개선에 연결될 것인가라는 안전보건관리체계 향상을 위한 것이라는 관점이 중요하다.

제10단계
위험도 관리조치의 상호 조정

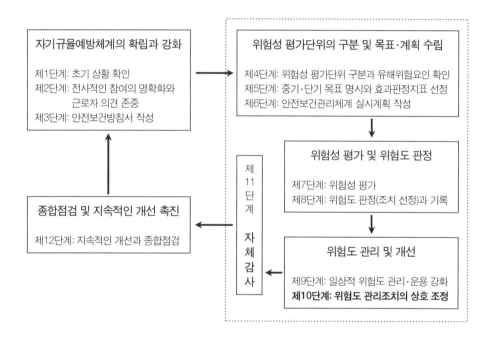

자기규율예방체계의 확립과 강화

제1단계: 초기 상황 확인
제2단계: 전사적인 참여의 명확화와
　　　　　근로자 의견 존중
제3단계: 안전보건방침서 작성

위험성 평가단위의 구분 및 목표·계획 수립

제4단계: 위험성 평가단위 구분과 유해위험요인 확인
제5단계: 중기·단기 목표 명시와 효과판정지표 선정
제6단계: 안전보건관리체계 실시계획 작성

위험성 평가 및 위험도 판정

제7단계: 위험성 평가
제8단계: 위험도 판정(조치 선정)과 기록

제11단계

자체감사

종합점검 및 지속적인 개선 촉진

제12단계: 지속적인 개선과 종합점검

위험도 관리 및 개선

제9단계: 일상적 위험도 관리·운용 강화
제10단계: 위험도 관리조치의 상호 조정

10.1. 작업 변경 시의 조치

10.2. 긴급 시 대책의 계획 및 훈련, 재해 분석

10.3. 예방조치의 상호 조정

10.4. 협력업체의 안전보건평가

10.5. 안전보건관리체계 관련 문서에 쉽게 접근할 수 있어야 한다

10.6. 위험성 소통의 정비

10.1. 작업 변경 시의 조치

신규 시스템의 도입이나 기존 시스템의 변경 시
유해위험요인을 최소화하기 위한 조치를 취한다.

10.1.1. 목적

신규 시스템의 도입이나 기존 시스템의 변경 시에는 안전보건에 관한 다양한 위험이 잠재되어 있는 경우가 많다. 정상 작업에서는 만전을 기하고 있는 안전보건 대책이 비정상 상태인 시스템 변경 시에는 발휘되지 못하고 사고에 이르는 사례는 유감스럽게도 의외로 많다. 이 단계에서는 이러한 작업 변경 시의 유해위험요인을 위험성 평가에 미리 포함시켜 안전보건관리체계 가운데로 통합한다.

10.1.2. 활동 개요

● 활동 목표	◦ 신규 작업시스템의 도입 시나 기존 시스템의 변경 시와 같은 비정상적인 작업을 안전보건관리체계에 통합한다.
● 담당인력	◦ 각 부서의 책임자, 현장의 관리감독자(작업주임), 근로자 ◦ 안전보건 담당인력이 지원한다.
● 활동 예	◦ 신규 작업시스템의 반입 경로를 안전 점검한다. ◦ 시스템 변경 시의 전기안전 확보 등을 점검한다. ◦ 외부업자와 긴밀하게 안전보건 대책을 수립한다. ◦ 점검표를 작성하고 활용한다.
● 이 단계의 특징	◦ 비정상 시 작업에도 중량물 반입 및 유해물질의 폐기 등 공통되는 위험이 많다. ◦ 안전보건관리체계에 도입된 점검표 등의 평가 도구를 정비한다.
● 유의점	◦ 비정상 시의 사고발생은 많다. 정상 시에 안전보건 대책이 만전으로 행해지고 있는 곳에도 주의가 필요하다.

◦ 서두르는 작업이 되기 쉬우므로 충분한 시간을 확보한다.

10.1.3. 실시 요령

❶ 과거에 신규 시스템 도입이나 기존 시스템 변경 시에 생긴 사고와 아차사고 사례를 수집해 어떠한 상황에서 발생했는지를 조사한다. 사고 당시의 담당자 및 관계자에게 상황을 듣는 것도 참고가 된다.

❷ 신규 시스템 도입 시에 예상되는 안전보건 위험을 사전에 평가한다. 기기반입 및 중량물 운반 시의 안전확보, 전기설비의 안전, 반입에 동반되는 유해물질의 사용, 시운전 시의 안전확보, 주위에서 정상적으로 작업하고 있는 작업자에 대한 영향 등 고려해야 할 위험을 놓고 현장 담당자와 충분히 의견을 교환해 찾아낼 필요가 있다.

❸ 신규 작업시스템의 도입 시에는 외부업자 및 협력업체가 함께 작업을 하는 경우가 많고, 흔히 기계의 설치 등이 평소 거래처와 관계없는 외부업자에 의해 실시된다. 특히 거대 장치의 도입 및 설치 등에 대해서는 당해 외부업자가 어떠한 안전대책을 실시하고 있는지를 파악해 자사의 안전보건관리체계 가운데서의 자리매김 및 대응을 생각한다.

표 2-22 작업 변경 시에 주의해야 할 안전보건 대책(예)

◦ 급하게 서두르는 작업에 의한 넘어짐 등의 사고를 방지한다.
◦ 반입·반출 시 필요사항을 관계자에게 주지시킨다.
◦ 중량물 운반에 필요한 통로를 확보한다.
◦ 새로운 작업에 익숙하지 않아 생기는, 기기 및 장비를 잘못 조작하는 데 대한 대책을 마련한다.
◦ 새로이 사용되는 화학물질 등의 정보를 입수한다.
◦ 불필요해진 원료 및 상품을 적절히 폐기한다.

10.1.4. 참고 사항

❶ 과거의 경험이나 사례를 검토해 신규 시스템 도입 시나 기존 시스템 변경 시에 공통되는 점검표 및 작업요령을 미리 작성해 둔다. 혹은 이번의 경험을 간단한 보고서나 점검표로 정리해 안전보건관리체계의 환류 고리에 따라 타 부서에도 이 경험을 활용할 수 있도록 하고, 또 경영책임자의 이해를 깊게 해서 전체적인 안전보건 향상에 기여하게 한다.

❷ 비정상적인 작업이면서 미리 기한이 정해진 것이 많으므로 서두르는 작업을 동반하는 경우가 많다. 도입과 변경에 필요한 시간 확보를 사전에 확인해 두는 것이 필요하다. 안전보건 이외의 부서로부터는 서둘러서 작업하는 것이 요망되기도 하나 충분한 준비 및 시간적 배려를 게을리해서는 안 된다. 한편 자사의 직원들이 서두르지 않더라도 반입하는 업자 측의 사정으로 작업이 서둘러 행해져 위험도가 커질 가능성도 있으므로 주의할 필요가 있다.

❸ 위험성 평가를 위한 현장의 의견청취에도 요령이 있다. 일반적으로 자기 의견을 표명하는 데 익숙하지 않은 경우도 많고 잠재적인 위험이 곧바로 인식되지 않는 경우도 있다. 요통 등 근골격계질환 위험은 위험으로서 알려져 있더라도 어쩔 수 없는 것으로 받아들여져 표명되지 않는 경우도 있다. 그러므로 의견을 물어보아도 제대로 나오지 않아 나중에 유효한 위험대책을 수립하지 못하게 되는 경우가 있다. 안전보건 담당자는 먼저 관계 직장의 업무 내용을 파악해 피질문자가 대답하기 쉽도록 설문 방법이나 접근 방법을 생각해 둘 필요가 있다.

❹ 담당자뿐 아니라 주위의 작업자 혹은 경우에 따라서는 일반 환경의 영향이 수반되는 경우도 있다. 폐기된 유해물질의 일부가 서두르는 가운데 섞여서 일반폐기물로 버려져 문제가 되는 사례도 발생하고 있다. 폐기물 처리 방법에 대해서도 신경을 써서 실행하기 쉬운 계획을 세워둘 필요가 있다.

✱ 10.2. 긴급 시 대책의 계획 및 훈련, 재해 분석

긴급 시 대책이 전원에게 알려지고 언제라도 발동할 수 있는지를 확인한다.

10.2.1. 목적

여러 가지 긴급사태를 생각해 볼 수 있다.

사업장 내에서 사고, 화재 등이 생겼을 때의 피해자 구출 및 그를 위한 팀워크 구축, 또 위험을 동반한 장소로부터의 긴급탈출 방법에 대해 검토해 둘 필요가 있다. 폭발, 화재 등은 규모에 따라서는 큰 재해를 발생시켜 근로자의 안전은 물론이고 기업 경영에도 엄청난 위험을 불러온다. 지진과 같은 천재(공장 또는 건설공사 현장 등의 입지조건에 따라서는 해일과 홍수, 산사태 등도 고려됨)가 발생했을 때의 대응도 준비해 둘 필요가 있다. 석유 등의 가연물 및 위험성이 높은 화학물질을 사용하고 있는 때에는 누출에 의한 주위 환경의 위험도 고려할 필요가 있다. 일반 환경을 오염시키는 것은 인근 주민의 건강을 위협할 뿐 아니라 기업의 이미지를 악화시키는 위험을 불러올 수도 있다. 이 단계에서는 작업장 내부에서 발생하는 긴급사태부터 주위 환경에도 영향을 줄 수 있는 대규모 긴급사태까지 열거하고 영향평가를 실시해 관련 대책을 안전보건관리체계의 고리에 통합하는 것을 목적으로 한다.

10.2.2. 활동 개요

• 활동 목표	◦ 긴급사태에는 어떠한 것이 있을지 생각해 보고 그 대책을 세워 안전보건관리체계 가운데에 자리매김한다.
• 담당인력	◦ 각 관리 부서의 책임자, 현장의 관리감독자(작업주임), 근로자가 자기의 작업에 대해 그 가능성을 선별한다. ◦ 안전보건 담당인력이 지원한다. ◦ 안전보건 책임간부가 지휘한다.
• 활동 예	◦ 긴급 시의 피난 훈련을 하고 예방대책을 확립한다.

	◦ 발생할 수 있는 재해사례와 일반 환경재해도 포함하는 대책을 수립한다.
• 이 단계의 특징	◦ 모든 위험을 주변에 대한 파급효과 및 환경영향도 고려해 철저히 평가한다.
	◦ 안전보건관리체계의 환류 고리를 통해 대책을 갱신한다.
• 유의점	◦ 휴먼에러에 대한 대처, 주변 환경의 위해에 대한 발생 가능성의 크기를 판단한다.

10.2.3. 실시 요령

❶ 긴급사태 발생의 위험으로서 어떠한 것이 있는지를 열거한다. 가능성이 극히 낮은 것과 비정상 상태에서 생길 가능성이 있는 것도 반드시 열거한다. 여기에는 각 현장의 관리감독자(작업주임) 및 근로자의 협력이 필요하다.

❷ 긴급사태를 주변에 대한 파급효과의 크기에 따라 분류해 각각의 대응을 준비해 두면 편리하다. 예를 들면 다음과 같은 분류가 도움이 된다.

◦ 수준 1: 설비피해만 있고 인적피해는 없다.

◦ 수준 2: 작업장의 당사자에게만 위해가 있다.

◦ 수준 3: 작업장의 여러 사람들에게 위해가 있다.

◦ 수준 4: 당해 작업장을 넘어 부지 내의 타 부서에도 위해가 있다.

◦ 수준 5: 사업장의 부지를 넘어 지역적으로 위해가 있다.

◦ 수준 6: 일반 환경에 광범한 위해가 있다.

❸ 열거된 긴급사태 발생 가능성의 크기도 5단계 정도로 정성적으로 분류해 본다. 예를 들어 다음과 같이 긴급사태가 발생할 가능성을 분류한다.

① 사업장 내에서 여러 차례의 긴급사태 발생에 대한 보고가 있다.

② 사업장 내에서 한 번의 긴급사태 발생에 대한 보고가 있다.

③ 자사 내의 타 사업소에서 보고가 있다.

④ 동 업종 타사에서 보고가 있다.

⑤ 이제까지 보고가 없다.

앞에서 언급한 주변에 대한 파급 크기 수준 분류와 조합하면 유해위험요인의 범위가 크고 발생 가능성이 높을수록 사업장의 안전보건 위험으로서 중대하다고 판단할 수 있다.

❹ 각각의 긴급사태 발생 시 대응책을 검토한다. 대응책은 가능하다면 문서화하고 안전보건관리체계의 환류 고리에 따라서 관계자가 이용하기 쉽도록 하는 것과 더불어 관계자로부터의 환류도 받는다. 가장 관련성이 높은 당사자 및 현장에는 작업 중 회의 및 산업안전보건위원회 등을 통해 주지·철저화시킨다.

10.2.4. 참고 사항

❶ 최근에는 그동안 많았던 하드웨어적인 기계설비에 의한 재해보다 휴먼에러라고 불리는 인간 측 실수에 의한 재해가 늘고 있다. 실수를 일으킨 사람에게 화낼 것이 아니라 인간은 실수를 일으킬 수 있는 존재라는 전제에서 대책을 세워야 한다. 착각, 잘못 조작, 잘못 판단 등에 대한 방지책, 과거 재해사례의 연구 등이 기업의 과제가 되고 있다. 실수를 일으키기 어렵도록 이해하기 쉬운 조작 표시 및 공정 구성이 기본이다.

❷ 긴급 시 대응요령을 금방 알 수 있도록 보기 쉬운 위치에 포스터 및 표지를 건다. 경우에 따라서는 사업장 내에 있는 외부의 사람을 피난시키거나 혹은 외부 사람의 협력을 얻어 피해자를 구출해야 할 때도 있으므로 간단하고 이해하기 쉬운 표지를 준비한다.

❸ 긴급 시의 피해자 구출 및 피난 훈련 활동은 가능하면 사태별로 현실에 맞추어서 실시하면 좋다. 외부 사람이 사업장 안에 있는 경우에는 그 사람을 피난시키는 것도 포함된다.

❹ 위험이 사업장 외부로 퍼지는 때에는 인근의 주민 및 지역의 행정조직에 대한 신속한 통보 방법 및 소방서, 병원과의 연계를 미리 계획에 포함시킨다. 이러한 긴급사태 대책이 확립되어 있고 관계자에게 주지되거나 표시가 철저히 되고 있는지에 대한 내용을 일상적인 위험성 평가 시스템 및 점검표에 포함시킨다.

*10.3. 예방조치의 상호 조정

> 유해위험요인의 복합적인 건강영향에 대한 조치가
> 적절히 이해되고 상호 조정되고 있는지를 확인한다.

10.3.1. 목적

복합영향의 평가와 조치는 향후 안전보건 대책상에서 점점 더 중요한 의의를 갖는다. 안전보건관리체계에서는 현장 실정에 기초한 필요조치를 현장이 주체가 되어 지속적으로 실시하는 것이 목적이므로 복합영향평가는 중요한 위치를 차지한다.

많은 위험이 동시 다면적으로 존재하는 작업현장별로 근로자의 개별적인 건강요인도 고려하면서 가능한 위험 경감조치를 실시할 것이 요구된다.

10.3.2. 활동 개요

● 활동 목표	◦ 현장에서는 유해위험요인이 동시 다면적으로 존재하고 복합적으로 작용할 수 있음을 인식한 조치가 취해진다.
● 담당인력	◦ 안전보건 담당인력 ◦ 각 현장의 관리감독자(작업주임), 근로자의 의견을 반영한다.
● 활동 예	◦ 두 가지 이상의 유해물질 사용 시의 복합영향평가를 하고 조치를 취한다. ◦ 근로자 개인의 건강요인도 유념하는 복합위험 경감조치를 취한다.
● 이 단계의 특징	◦ 개별적인 기술대책 및 조치가 안전보건관리체계를 통해 평가되는 것으로 상호 관련되어 복합영향평가 및 조치를 쉽게 한다.
● 유의점	◦ 직장에서 실제로 두 종류 이상의 위험이 동시에 근로자에게 작용하는 현실적 조합을 파악한다.

10.3.3. 실시 요령

❶ 이 단계에 선행되는 위험성 평가결과 및 조치를 점검한다. 점검 시에는 취해진 조치 사이의 상호 관련성과 위험 간의 상호 관련성에 의한 복합적인 건강영향 가능성 가운데서 간과된 것이 없는지를 점검한다. 위험성 평가에서 기술 분야의 대체적인 분류 방법으로는 물리적 환경, 화학물질, 생물학적 환경, 작업 방법, 작업시간 요인, 심리사회적 요인, 기계의 안전, 개인건강 요인 등이 있다. 기술 분야별로 그에 대한 조치가 실시되는 것이 많지만 개별 기술 분야별 위험이 조합되어 복합적으로 근로자의 건강에 영향을 주는 것은 아닌지, 또는 개선을 위한 조치를 연계시키거나 관련시키는 것으로 위험을 경감할 수 있는 가능성이 없는지를 검토한다.

❷ 필요하다면 위험성 평가에 이용되는 측정 및 평가결과를 재참조해 종합적인 판단을 할 자료를 준비한다. 사업장 내에서 얻을 수 있는 도움이 되는 기존 자료로는 지금까지의 안전보건관리자 및 산업보건의에 의한 순시 등 결과 기록, 작업자의 증상 호소, 작업환경측정 결과, 건강진단 결과(프라이버시 보호를 배려해야 하므로 산업보건의 등 의사, 또는 간호사인 보건관리자 등 산업보건 스태프를 통해 개인정보가 아닌 작업자 전반의 건강상태에 대한 정보를 얻음), 보호구 착용 상황 등이 있다.

❸ 외부로부터 얻는 기존 데이터 및 정보를 필요에 따라 다시 수집하거나 참조한다. 예를 들어 화학물질이라면 구입처, 연구기관, 정부기관 등에서 유해성 정보 및 폭발위험성 정보를 입수하려고 노력한다. 또 비슷한 공정이 있는 작업현장에서 어떠한 기준 및 가이드라인이 이용되고 있는지에 대한 정보는 매우 도움이 된다.

❹ 개별적인 위험대책 조치는 복합위험의 가능성을 항상 염두에 두면서 동시 다면적으로 실시되어 상호 연관을 지을 필요가 있다. 예를 들어 작업환경측정, 건강진단, 안전 패트롤에 의한 직장진단, 근로자의 자각증상 조사, 근무 스케줄 작성 등을 서로 다른 기술담당자가 제각기 실시하는 것이 아니라 양자의 결과를 관련시켜 종합적인 위험 경감조치를 취하는 것이 필요하다. 이러한 조치가 안전보건관리체계의 환류 고리 가운데 자리매김되어 경영책임자에게 보고되면 관련 부서에 정보가 전달되며 그 조치 및 결과에 대해 환류가 얻어지도록 시스템을 만든다.

10.3.4. 참고 사항

❶ 복합영향의 실례 및 가능성에 대해 정보를 얻는 것은 유용하다. 잘 알려진 예로 석면과 흡연에 의한 폐암 위험의 증대 및 유기용제와 알코올의 동시 섭취에 의한 간 효소 활성의 영향 등이 있다. 〈그림 2-12〉에서 보듯이 각 작업현장 현황에 따라 다양한 가능성이 생길 수 있다.

❷ 실제의 작업현장에서는 소량의 여러 가지 위험이 중복되어 다양한 조합을 만들 수 있다. 일반적으로 말해 두 종류 이상의 화학물질을 동시에 사용하는 작업자가 있다면 이 두 가지 화학물질에 의한 상호작용이 있는지 여부를 검토할 필요가 있다. 또한 잘 알려져 있는 사실이지만 온도가 높은 작업장에서는 화학물질의 생체 흡수가 증가한다. 작업 방법과 유해위험요인의 관련도 중요하다. 같은 유해물질을 사용하고 있는 상태에서도 몸에 더 가까이서 작업하는 근로자는 노출이 증가한다. 야간작업을 하고 있다면 야간작업 시에는 휴먼에러가 증대할 수도 있다. 이와 같이 화학물질만을 대상으로 생각해 보아도 여러 가지 복합영향이 발생할 수 있다.

❸ 근로자에게서 연령 증가, 임신, 생활습관, 신체적·정신적 장애 및 상황이 작업장의 기타 요인과 중복되어 건강영향 위험도를 증대시키는 경우가 없는지를 검토한다. 산업보건 전문가에게 조언을 얻거나 공동작업을 하는 것이 중요하다.

❹ 복합 위험도에 관한 기존 정보 및 당해 작업장에서의 위험성 평가결과로서의 복합요인에 대한 배려가 필요한 사항을 정리해 향후 위험성 평가 시에 점검 사항으로 활용한다.

그림 2-12 작업현장에서의 복합적 요인에 의한 안전보건 사례

사례		복합적 요인	
한랭에 노출되는 냉동창고 내에서 작업을 계속해 요통이 악화되었다.	←	한랭 ×	요통
바쁘고 피로가 쌓인 상태로 뜨거운 햇볕 아래서 옥외작업에 종사하다 열중증이 발생했다.	←	과로 ×	온열
가정 내의 걱정거리로 운전에 집중하지 못하고 충돌사고를 냈다.	←	스트레스 ×	차량운전
CAD 작업을 장시간 계속한 여성근로자에게 경견완증후군이 발생했다.	←	정적인 근육 부담 ×	장시간 노동
한국어 표시를 읽지 못하는 외국인 근로자가 기계 사이로 말려들어 갔다.	←	기계안전 ×	부적절한 표시
겨울철에 창문을 닫은 채로 유기용제 작업을 계속한 고령 작업자에게 호흡기 장애가 발생했다.	←	유기용제 ×	고령 작업자

* 10.4. 협력업체의 안전보건평가

협력업체의 안전보건 수준을 향상시키기 위해
협력업체의 안전보건을 평가하는 체제를 확립한다.

10.4.1. 목적

이 단계에서 말하는 협력업체란 ① 작업장 구내에서 근무하는 협력업체 직원들, ② 재료 및 부품의 납입, 제품의 반입, 폐기물의 처리 등 사업장의 활동에 관련되는 모든 협력업체 직원을 말한다.

이들의 안전보건관리에 관해 사업주에게는 일반적으로 법적인 책임이 없다. 그러나 이들 협력업체의 안전보건 향상에 협력하고, 동시에 그들로부터 배울 점은 배운다면 사업장 구내의 안전보건 향상이라는 관점에서도 생산성 향상 및 신뢰협력 관계 구축이라는 관점에서도 이점이 많다.

이 단계에서는 그러한 협력업체의 안전보건평가에 대한 체제를 확립한다. 또 협력업체에 대한 안전보건평가를 처음부터 제7단계 '위험성 평가'에 포함시키는 것도 좋은 방법이다.

10.4.2. 활동 개요

● 활동 목표	◦ 사업장 구내에서 일시적 또는 상시적으로 작업하는 협력업체의 안전보건 위험성 평가 및 대책수립을 안전보건관리체계 구축 중심에 자리매김한다.
● 담당인력	◦ 협력업체 및 현장의 관리감독자(작업주임), 근로자 대표, 당해 부서의 책임자 ◦ 안전보건 책임간부가 지휘한다.
● 활동 예	◦ 운반안전, 반입자재 및 재료의 안전, 작업자의 요통대책 등 광범한 위험을 공동으로 찾아내고 지속적인 개선 시스템 구축을 지원한다.

• 이 단계의 특징	◦ 당해 사업장 안전보건관리체계의 위험성 평가 중 일부에 통합하는 것과 더불어 협력업체의 안전보건관리체계 구축을 지원한다.
• 유의점	◦ 협력업체에 강제하는 것이 아니고 주체적인 활동을 지원해 경제적인 효과를 강조한다. ◦ 협력업체가 우수한 활동을 하고 있으면 그들로부터 배우는 자세를 갖는다.

10.4.3. 실시 요령

❶ 사업장 구내에서 상시적으로 작업하는 협력업체와는 공동으로 안전보건에 관해 토론하거나 평가하는 장을 갖는 것이 중요하다. 작업시작 모임을 공동으로 실시하거나 상호 관련자가 같이 참여하는 정기적인 협의의 장이 있으면 좋다. 더 나아가 산업안전보건위원회를 공동으로 개최하는 것도 좋다.

❷ 정기적으로 협의하는 장이 만들어지면 공동의 위험성 평가를 같이 실시할 수 있는지를 검토한다. 제7단계에서 실시된 위험성 평가의 범위를 사업장 구내에서 일시적 또는 상시적으로 작업하는 관련 업체의 작업내용에까지 확대해 실시하는 것을 검토한다.

❸ 당해 사업장 구내에서의 작업내용 외에도 관련 업체의 안전보건 일반에 대한 정보를 갖는 것도 중요하다. 즉, 관련 회사의 작업이 안전보건에 대해 어느 정도의 위험을 갖고 있으며, 또는 어떠한 개선 활동과 시스템을 갖고 있는지를 확인한다.

그림 2-13 협력업체의 안전보건과제에 대한 사례와 개선 지원책

협력업체의 안전보건과제		개선 지원책
구내에서 일하는 작업자와 재료 반송 트럭이 충돌할 뻔했다.	지원	당사의 안전보건 방침 및 안전보건관리체계의 개요를 설명한다.
점검작업을 하고 있는 협력업체 직원들이 추락사고를 일으킬 위험이 있다.	←	협력업체와 공동으로 토의하고 위험성 평가를 실시한다.

반입된 원료(화학물질)의 MSDS가 없다.	협력업체의 안전보건관리체계 구축을 지원한다.
생산라인 일부를 담당하는 관련 업체 소속 근로자에게 요통이 다발한다.	자율적인 대응으로 작업자의 의견을 반영해 신속하게 개선을 실행한다.

10.4.4. 참고 사항

❶ 관련 업체가 소규모 회사인 경우에는 안전보건에 충분한 실적 및 시스템을 갖고 있지 않을 가능성이 있다. 그런 경우에는 당해 사업장의 안전보건 방침을 설명하고 관련 업체의 상황에 맞추어 실제적으로 응용하는 것을 지원하는 형태로 한다. 관련 업체의 책임 있는 간부에게 당해 회사가 당해 사업장에서 일시적으로라도 작업(운반 등을 포함해)하는 협력업체들의 안전보건에 관심이 있으며 또한 개선 및 안전보건관리체계화를 지원할 용의가 있음을 전달한다. 그 위에 최초의 단계로서 논의할 기회를 만든다.

❷ 가능하면 공동으로 간단한 위험성 평가를 실시해 실천적인 노하우를 전달한다. 지원은 실천적인 것이어야 한다. 또한 안전보건적 측면에서 이런 것을 하지 않으면 거래를 정지한다든가 하는 압력을 가해서는 안 된다. 즉, 어디까지나 상대방의 주체성을 지원하는 자세가 중요하다. 또 동시에 안전보건이 경제효과적 측면으로 보더라도 우수한 것임을 강조한다.

❸ 관련 업체 중에서 이미 안전보건관리체계를 도입해 운영하고 있거나 도입해 실적을 쌓으려고 하는 곳이 있다면 공동으로 위험성 평가를 하는 등 다양한 노하우의 교류를 검토할 수 있다. 제11단계인 자체감사 등의 절차에도 가능한 범위 안에서 참여를 요청하는 것도 고려할 수 있다.

10.5. 안전보건관리체계 관련 문서에 쉽게 접근할 수 있어야 한다

정리된 안전보건방침서, 절차서 및 안전보건관리체계 매뉴얼에 쉽게 접근할 수 있고 이해하기 쉬워야 한다.

10.5.1. 목적

안전보건관리체계를 유지하고 운영하기 위해서는 산업안전보건방침서, 절차서 및 안전보건관리체계 매뉴얼이 문서화되고 체계화되어야 모든 관계자가 쉽게 이해할 수 있다. 그러므로 운용 방법, 핵심적인 요소 간 관계, 기타 관련 문서의 소재지도 명확히 할 필요가 있다. 안전보건관리체계 매뉴얼은 안전보건관리체계에 대한 포괄적인 기본문서이고 안전보건관리체계에 관련된 문서체계의 요약판이라고 할 수 있다. 이러한 문서를 관리하는 절차를 확립할 때에는 현장 작업자 및 관리감독자(작업주임) 등이 실제로 접근하기 쉽고 이용하기 쉽도록 고려해 유지해야 한다.

10.5.2. 활동 개요

● 활동 목표	○ 문서의 유지·관리를 효율화하고 현장을 개선하는 데 실제로 도움이 되며 이해하기 쉽고 언제든지 접근하기 쉬운 시스템을 구축한다.
● 담당인력	○ 문서관리 부서의 책임자 ○ 산업보건담당자, 산업보건의 등 산업보건 담당인력이 협력한다.
● 활동 예	○ 정기적으로 문서를 개정하고 갱신하는 날을 설정한다. ○ 컴퓨터를 활용한 정보제공시스템을 만든다. ○ 안전보건관리체계 매뉴얼은 복사본을 작성해 각 현장에서 접근하고 개발하기 쉬운 장소에 비치한다.
● 이 단계의 특징	○ 안전보건관리체계의 데이터베이스이며 초석이다. 체계적으로 문서를 정리하는 것이 필요하다.

| • 유의점 | ◦ 안전보건상 문제가 생기거나 정보가 필요할 때 어떠한 문서를 보면 좋은지를 쉽게 이해할 수 있도록 관리할 필요가 있다. |

10.5.3. 실시 요령

❶ 문서관리 책임자는 안전보건에 관한 문서체계를 이해하기 쉽도록 체계도·문서의 작성 방법, 각 문서의 목적, 심사 방법, 승인 방법 등을 작성해 명확히 보여준다.

❷ 안전보건관리체계 매뉴얼에서는 회사 전체 공동문서체계 및 사업장·부서별 관련 문서와의 자리매김을 명확히 하고, 안전보건관리체계의 핵심 요소 및 상호 관계를 보여주어야 한다. 각 작업별 절차서는 각 작업현장에서의 안전보건에 대한 실천·요약판이며 기본문서의 하나로서 중요하다.

❸ 모든 문서는 날짜(개정일과 함께)가 기록되어야 하고, 쉽게 식별되며, 일정 기간 보존되어야 한다. 또한 모든 문서는 정기적으로 점검되고, 필요에 따라 개정되며, 발행 전에 소관책임자의 승인이 있어야 한다. 이와 같이 해서 기존 문서관리체계 속에 넣는다.

❹ 문서에 접근하기 쉽게 하고 현장 작업자 및 관리감독자(작업주임), 작업자 한 사람, 한 사람이 이용하기 쉽게 한다는 관점에서 다시 한번 손질한다. 절차서는 일상적으로 이해되고 실시되어야 할 위험성 평가 포인트 및 위험도 관리의 요약판이다. 각 작업 부서를 방문해 절차서가 어디에 비치되어 있고 실제적인 문제로서 어느 정도 이해되어 사용되고 있는지를 현장의 관리감독자(작업주임), 작업자의 의견을 들으며 조사한다.

❺ 안전보건관리체계 매뉴얼에 대해서도 관심 있는 현장의 관리감독자(작업주임), 작업자가 언제든 접근할 수 있는 장소에 복사본을 비치한다. 그 내용이 이해하기 쉬운지, 읽기 쉬운지 등 다루고 있는 위험관리대책의 현실성에 대해 현장의 의견을 지속적으로 도입해 충실화한다.

❻ 관련 문서는 항상 최신판이 이용 가능하도록 한다. 한편 폐기문서는 모든 발행 부서 및 사용 부서에서 신속하게 삭제한다.

10.5.4. 참고 사항

❶ 철저한 문서관리는 어떤 면에서는 시스템의 기본 부분 중 하나다. 문서관리는 잘 되어 있는데 사고가 생기는 경우는 어쩔 수 없는 것이지만 작업내용, 취급물질, 담당작업자, 교육 및 훈련 등이 기록되고 보관·유지되면 사고원인을 비교적 신속하게 규명할 가능성이 높아진다.

❷ 회사 전체와 각 부서에서의 중요한 관점은 달라질 수 있다. 회사 전체의 문서체계에서는 사업장·부서별 관련 문서와의 자리매김을 명확히 하고, 안전보건관리체계의 핵심 요소 및 상호 관계를 보여주어야 한다. 안전보건 방침, 중기·단기 목표의 달성수단 기술, 절차서 혹은 각 조직의 역할 및 책임 등을 명확히 이해할 수 있도록 작성한다.

❸ 절차서는 안전보건을 실천하기 위한 현장별 핵심 문서다. 읽기 힘든 점, 이해하기 힘든 점 등 절차서 내용에 대한 것과 각 현장별로 어디에 비치되면 좋은지 등에 대해 현장 작업자의 의견을 반영해 조금씩 사용하기 쉬운 것으로 개선해 간다.

❹ 신구 문서가 섞여 있으면 혼란이 예상되므로 날짜와 작성자를 명기하고 구문서를 폐기하며 전체 문서를 철저히 관리하는 것이 중요하다. 일상적으로 사용하는 살아 있는 절차서와 필요성이 생길 때만 사용하는 정보 및 기록은 잘 나누어 보관한다.

❺ 컴퓨터를 잘 활용하고 있는 예는 많다. 단말기에 키워드를 입력하는 것만으로도 현장에서 필요한 정보를 입출력할 수 있는 시스템을 만든 사례도 있다. 예를 들어 '운반용 수레'라는 키워드를 입력하면 중량물 운반 위험, 대책으로서의 운반용 수레 활용, 사용되는 장소, 사용되는 타입 등의 정보를 볼 수 있는 시스템이다. 가능한 것부터 이러한 컴퓨터 활용 시스템으로 작성하는 것도 한 방법이다.

✳ 10.6. 위험성 소통의 정비

필요한 정보가 철저히 주지되도록 의사소통 시스템을 정비한다.

10.6.1. 목적

안전보건관리체계 중에서도 내외 관계자들과의 위험성 소통(risk communication)은 중요한 포인트다. 잘 정비되고 필요한 수단을 갖춘 의사소통 시스템은 직원의 관심을 높이고 외부 관계자에게 쉽게 대응할 수 있게 해서 위험성 평가결과, 부서별 실적, 안전보건관리체계의 감사결과 등을 주지시키는 것을 쉽게 하고 현장의 자립적 정보 활용을 촉진한다. 안전보건관리체계에서는 이러한 결과가 환류 고리를 통해 시스템 전체의 향상에 연결되도록 자리매김하는 것이 중요하다. 전문화된 특정 부서에서의 정보관리 및 상의하달식의 정보전달 과정에서는 이러한 목적을 달성할 수 없다. 직원에게 공개 및 게시되고 접근하기 쉽게 정리된 의사소통 시스템을 일상적인 안전보건관리체계 중에 자리매김하도록 책정할 필요가 있다.

그동안 정보관리 부서의 역할이었던 '정보를 관리·통제한다'는 개념이 아니고 매일 생산되어 유입되는 정보를 안전보건관리체계 속에 정리해 투입하고 필요한 부서가 접근하기 쉽고 활용하기 쉬운 서비스 시스템을 만드는 것이 주안점이다. 이 단계에서는 이러한 관점에서 의사소통 시스템의 현황을 파악해 앞으로 어떠한 도구의 정비가 필요한지를 검토한다.

10.6.2. 활동 개요

● 활동 목표	◦ 회사 내외의 정보 흐름을 일원화해 필요한 정보를 관련된 부서 및 사람들에게 철저히 주지시킨다.
● 담당인력	◦ 문서 및 정보관리 부서의 책임자 ◦ 안전보건 담당인력이 협력한다.
● 활동 예	◦ 외부와의 정보관리 창구를 설정한다. ◦ 산업안전정보관리 대장 및 컴퓨터에 의한 정보관리를 일원화한다. ◦ 작업요령, 점검표 등 도구를 정비한다.
● 이 단계의 특징	◦ 안전보건관리체계의 환류 고리 가운데서 필요한 정보가 필요한 부서에 전달된다.
● 유의점	◦ 정보흐름의 복선화를 피해 일원화시킨다. ◦ 쌍방향의 유연하고 일상적인 의사소통 시스템과 기회를 구축한다.

10.6.3. 실시 요령

❶ 의사소통을 추진해 문서 및 정보내용이 이해하기 쉽도록 고안한다. 사업장 개요 및 용어집 같은 보충정보를 포함한다.

❷ 방침서는 안전보건관리체계를 철저하게 주지시키기 위해 사업장의 전원에게 전달한다. 중기·단기 목표 및 절차서는 산업안전보건 부서를 통해 해당 부장, 과장 등에게 배포한다. 활동내용에 대한 사항은 책임자를 통해 각 부서에 문서로 전달한다.

❸ 작업자로부터 안전보건에 관한 제안 및 정보를 접수해 시스템에 활용하기 쉬운 구조를 만든다. 작업현장의 관리감독자(작업주임)가 정리해 제안 및 질문에 신속하게 회답하고, 직장개선에 도움이 되는 실제적인 의사소통 내용을 절차서 및 안전보건관리체계 매뉴얼에 반영한다. 산업안전보건 부서 창구에서 접수한다.

❹ 외부 관계자로부터의 산업안전보건 정보는 산업안전보건 부서가 창구로 되어 접수하고 안전보건 부서에서 정리해 보관한다. 실제로 도움이 되는 정보는 그때그

때 절차서 및 안전보건관리체계 매뉴얼에 반영한다.

❺ 외부에 산업안전보건방침서를 공개 및 게시하는 문제에 대해서는 규정에 따라 처리한다. 최근에는 방침서를 공개하는 것이 일반적이다. 외부로부터의 정보 가운데 회답이 필요한 것은 안전보건 부서와 협의한 후 관계 부서에 회답을 작성하도록 지시하고, 회답서는 안전보건 부서의 심사 및 승인 후에 관계 창구를 통해 외부의 정보 제공자에게 송부한다. 회답서는 작성 부서에서 보관하고 복사물을 안전보건 부서가 보관한다.

10.6.4. 참고 사항

❶ 정보전달 문서에는 필요한 중기·단기 목표 등을 부기하고 문서의 자리매김을 알기 쉽게 하는 것이 중요하다.

❷ 문서 등 정보전달 흐름은 철저히 라인을 통해 실행하고 중복 및 신구 문서의 혼란을 피한다. 형식적인 절차보다 내용, 실천성, 스피드를 중시한다. 현장으로부터의 정보가 곧바로 절차서 및 안전보건관리체계 매뉴얼에 반영되면 현장에서도 눈에 보이는 성과로서 격려가 된다.

❸ 현장에 정보를 요청하는 것은 앞에서와 같이 철저히 라인을 통한 흐름으로 하는 것으로 쌍방향의 의사소통을 확보하는 것이 중요하다.

❹ 외부의 문의 사항에 대해서도 그 흐름의 순서를 정해 중복되는 것을 피한다. 또한 외부에 정보를 제공할 때는 내부 용어를 피하고 어려운 표현에는 설명을 단다.

제2장

Successful Safety and
Health Management and
Risk Assessment at Workplace

안전보건관리체계의
열두 단계

제11단계
자체감사

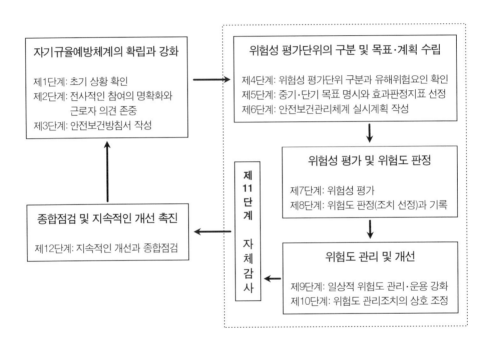

자기규율예방체계의 확립과 강화		위험성 평가단위의 구분 및 목표·계획 수립

자기규율예방체계의 확립과 강화

제1단계: 초기 상황 확인
제2단계: 전사적인 참여의 명확화와
　　　　근로자 의견 존중
제3단계: 안전보건방침서 작성

위험성 평가단위의 구분 및 목표·계획 수립

제4단계: 위험성 평가단위 구분과 유해위험요인 확인
제5단계: 중기·단기 목표 명시와 효과판정지표 선정
제6단계: 안전보건관리체계 실시계획 작성

위험성 평가 및 위험도 판정

제7단계: 위험성 평가
제8단계: 위험도 판정(조치 선정)과 기록

종합점검 및 지속적인 개선 촉진

제12단계: 지속적인 개선과 종합점검

제
11
단
계
자
체
감
사

위험도 관리 및 개선

제9단계: 일상적 위험도 관리·운용 강화
제10단계: 위험도 관리조치의 상호 조정

11.1. 자체감사

안전보건관리체계에서는 지금까지 설명해 온 각 단계가 모두 필수 불가결한 요소이나 이 단계들을 마무리해 다음 단계로 연결시키고 지속적인 개선으로 연결시켜 가기 위해서는 이 자체감사 단계가 전체 시스템의 주축에 해당한다.

즉, 감사에 의해 시스템 운영이 적절한 방향으로 가고 있는지, 목표달성 면에서도 적절하게 운영되고 있는지, 성과가 제대로 올라가고 있는지 등을 점검하므로 감사 이전 단계에서는 '감사를 받는다'는 의식이 강하게 작용해 단계별 요구사항을 실행하는 자세가 확보된다.

그런 의미로 이 감사결과가 문서의 형태로 기록되는 것이 매우 중요하다. '감사보고서'가 작성되는 과정에서 정확하게 성과가 평가될 뿐 아니라 평가보고서가 작성되는 것이 지금까지의 각 단계별 운용에 어떤 의미의 긴장감을 만들어주기 때문이다. 그러므로 이 자체감사(어떤 경우에는 제삼자에 의한 외부감사도 포함되지만 외부감사의 경우에도 감사자료는 내부에서 정리되므로 자체감사 부분은 중요함)에서는 안전보건관리체계를 조망하는 자세, 시스템이 기능하고 있는지를 자율적으로 점검해 보고 어떠한 점이 좋았는지 또 어디를 수정하면 더 적절하게 될지 등을 지적하는 건설적인 자세가 요구된다.

실제로는 자체감사 절차의 확정 및 실시라는 두 단계가 필요하다. 먼저 자체감사 활동에서 안전보건관리체계 및 그 성과를 평가하는 절차를 정한다. 방법은 시스템 전체가 잘 보이고 운용 면을 더 객관적으로 점검할 수 있으면 되므로 당해 기업의 독자적인 절차로 충분하나 문서로서 기술할 필요가 있다. 절차가 정해지면 그것에 따라 시간을 너무 들이지 말고 팀으로서 평가한다. 평가결과에 기초해 취해야 할 조치를 포함한 결론을 내고 문서화해 보고서를 만든다.

✻ 11.1. 자체감사

자체감사 절차를 확정하고 사업장의 안전보건관리체계 운영의 적절성 및 성과에 대해 그룹으로 검토해 지속적으로 되는 건설적인 평가를 감사보고서에 정리한다.

11.1.1. 목적

여기서는 자체감사에 의한 평가 방식 및 절차를 확정하고 지속적인 개선에 도움이 되는 성과가 올라가는 감사 방식을 확립하고 실시한다. 이미 감사 방식이 전년도까지 만들어져 있는 경우에도 한 번 더 그 방식이 좋은지를 음미하고 필요한 부분이 있으면 수정한다. 감사가 너무 복잡하거나 형식적으로 흐르지 않도록 충분히 주의한다. 감사 방식이 확실하다면 그것에 따라 전체를 점검하고 다음 단계로 연결되는 건설적인 평가를 실시한다. 개선에 대해서는 항상 안전보건관리체계로서 파악하는 관점이 중요하다.

11.1.2. 활동 개요

● 활동 목표	∘ 자체감사에 의해 안전보건관리체계 전체를 평가하는 방식을 세운다.
● 담당인력	∘ 감사요원으로서 제삼자의 입장에서 현장을 볼 수 있는 경영 측 및 근로자 측 대표 ∘ 감사요원의 능력을 확립하기 위해 안전보건 담당인력이 지원한다.
● 활동 예	∘ 목표 설정, 팀 구성, 감사절차 및 보고서의 작성절차, 현장에서의 설명, 감사 후의 결과 활용 방식의 결정 등이다.
● 이 단계의 특징	∘ 제삼자에 의한 신선하고 객관적인 안목으로 현장에서의 시스템 침투도 및 개선 과제를 파악하는 매우 중요한 단계다.
● 유의점	∘ 문제점만을 찾아내는 것이 아니라 개선점도 동일하게 감사한다.

11.1.3. 실시 요령

❶ 〈그림 2-14〉에서 감사를 실시하기 전에 검토가 필요한 사항과 포인트를 제시한다. '감사의 목적 설정과 준비'에서는 감사의 목적 및 범위에 대해 관계자(경영 측, 근로자 측)와 의견을 조정한다. 하지만 이때에 감사란 현장의 문제점을 샅샅이 드러내는 측면보다는 개선하는 데 필요한 구체적인 포인트를 제삼자의 눈으로 보고 명확히 하는 것이며, 지속적인 개선을 위한 단계로서 자리매김하는 것이 중요하다. 결국 감사란 선별하기 위한 시험이 아니다. 이러한 내용을 감사요원이 먼저 충분히 이해할 필요가 있다. 더불어 감사를 받는 측에도 설명한다. 이것이 충분히 이해되지 않은 채로 감사가 실시되면 감사를 받는 측은 자기방어를 위해 일상과는 다른 상황을 연출하게 되어 개선을 위해 정말로 필요한 상황 파악이 어려워진다.

❷ '감사팀의 구성'은 지금까지 위험성 평가를 수행해 온 사람이 아니고 당해 작업장에서 제삼자의 입장을 취할 수 있는 사람이 실시하도록 팀을 구성한다. 9.8. '성과평가'의 결과도 감사에 반영되지만 성과 측정은 현장별 점검을 기초로 하는 것으로, 여기서 행하는 감사의 경우와는 매우 다르다. 감사팀에는 가능하다면 노사대표가 포함되는 것이 좋다.

제삼자가 갖는 이점으로는 현장의 위험을 편견이 없는 참신한 눈으로 볼 수 있다는 것이다. 직장에 익숙한 사람인 경우에는 의외로 위험 자체와 그에 따른 위험대책 등 일상적으로 도움이 되는 점에도 익숙해져 있어 위험을 알고 있으면서도 그것을 끄집어내는 감도가 떨어질 수가 있다. 또한 직장의 인간관계상 늘 같이 일하는 동료에게 위험한 작업행동에 대해 주의시키기 어려운 사정도 있다. 특히 연장자 및 직위가 높은 사람에게 지적하기 어려운 경우가 자주 있다. 직장 안의 관점에서만 보면 일상적 위험대책으로서 도움이 되는 집단작업 절차 등이 임시적인 상황이나 보수 상황에서 붕괴 위험에 처할 수도 있다는 점에 충분히 주목하지

그림 2-14 자체감사 실시 전의 검토 사항 및 주안점

검토 사항		주안점
감사의 목적 설정과 준비	→	감사의 목적 및 범위에 대해 관계자(경영 측, 근로자 측)와 의견을 조정한다.
감사팀의 구성	→	노사 대표와 (제삼자의 입장에서 현장을 볼 수 있는) 사업장 외부 감사위원을 포함하는 것이 바람직하다.
감사팀의 필요한 능력 확보	→	점검 항목, 개선사례의 파악, 감사할 현장의 작업 개요 이해, 자율관리가 양호한 사례 학습 등이다.
감사실시절차의 결정	→	작업자 인터뷰, 절차서 및 위험성 평가 등 문서 기록의 평가, 작업환경 및 내용의 관찰 방식을 결정한다.
감사보고서의 양식과 성과 발표	→	감사에서 수집한 사실을 분류 및 평가한다. 감사보고서의 방식을 정한다.
감사 목적을 현장에 설명	→	감사의 목적을 설명한다. 문제 발견이 아닌 개선을 위한 것이고 개인 책임에 대한 평가가 아니라는 점을 충분히 설명한다.

못하는 경우도 있다.

❸ 감사요원에는 사업장 외부의 감사요원을 포함시키는 것이 바람직하다. 객관적이고 신선한 눈으로 현장을 볼 수 있다는 의미에서 당해 기업 외부의 경험이 있는 감사요원이 감사를 행하는 것이 가장 효과적이다.

❹ 한편 사업장 외부의 감사요원을 포함시키기 어려운 경우에는 감사제도를 잘 이용해 지속적인 개선에 도움을 주기 위해 같은 기업 내의 별도 사업장 및 공장의 스태프를 감사요원으로 활용하는 경우가 종종 있다. 이 경우에도 자체감사, 자율관리라는 관점에서 현장의 관리감독자(작업주임) 및 근로자를 핵심으로 경험이 있는 감사팀을 구성하거나 육성하며 그것을 안전보건 담당인력이 측면에서 지원하는 것이 바람직하다.

❺ '감사팀의 필요한 능력 확보'는 적절한 훈련과정을 설정해 감사요원을 자율적으로 양성하려는 관점이 중요하다. 요컨대 ① 제6단계에서 작성한 안전보건관리체계 매뉴얼 가운데 포함되어 있는 점검 항목에 대한 이해, ② 감사할 현장의 작업 개요를 이해하고 문제점뿐 아니라 개선사례를 파악하거나 실시 가능한 개선을 제안할 수 있는 능력, ③ 인터뷰 기술, ④ 안전보건관리체계로서 어디를 향상시키면 전체가 향상될 수 있는지를 항상 시야에 넣어 건설적인 입장에서 감사를 실시하는 능력 등의 확보다. 감사요원에는 경험, 열의 및 건설적인 향상심, 인간적인 열의 및 신뢰감이 필요하다. 이러한 능력을 형성하기 위한 훈련은 안전보건 담당 인력의 협력을 얻어 실시하면 좋다.

❻ 감사보고서를 작성한다. 보고서는 짧아도 좋지만 현황 전체의 파악, 현황에서 안전보건관리체계로서의 좋은 점, 수정하거나 개선해야 할 점 등을 정확하게 가능하다면 개조식으로 기술하도록 한다. 건설적으로 기술하는 것이 꼭 필요하다.

표 2-23 자체감사 활동 절차

준비	적절한 부서 책임자 및 근로자 대표와 감사 목적 및 범위에 대해 논의하고 합의한다.
	문서를 수집하고 점검한다.
	감사계획을 세워서 동의를 얻는다.
현장감사	작업자를 인터뷰한다.
	현장에 있는 문서를 점검하고 평가한다.
	작업 조건과 작업 진행 방법을 관찰한다.
결론	수집한 사실을 분류 및 평가한다.
	감사보고서를 작성한다.

11.1.4. 참고 사항

❶ 안전보건관리체계를 구축하는 중인 사업장 및 인적자원의 여유가 없는 중소 사업장에서는 전술한 원칙을 활용하면서 먼저 가능한 것부터 시작해 서서히 감사 방식을 강화하도록 한다. 요컨대 가능한 만큼 객관적이고 공평한 입장에서 현장을 보고 의견을 말할 수 있는 사람(특히 실시 가능한 시스템 개선을 제안할 수 있는 사람)이 이제까지 진행되어 온 위험성 평가결과 등을 참조하며 현장 의견을 듣고 간단하게 보고로서 정리해 보는 것이 제일 중요하다.

❷ 감사결과는 사업장 내에 공표되는 것이 바람직하다. 또 최고 간부를 포함한 모든 직급에 결과가 신속하게 보고되어 그곳의 코멘트 및 의견을 얻을 수 있는 시스템을 구축한다.

❸ 감사보고서에 기록된 개선 제안에 대해서는 그 내용별로 관련된 각 부서에 소개해 곧바로 개선 계획을 세워 조치를 실시하는 시스템을 만든다. 비용이 많이 들고 기술적으로 바로 실시할 수는 없는 제안에 대해서는 순차적인 개선 단계를 명확히 세우고 가능한 것부터 실행한다.

❹ 감사결과를 어떻게 정량화할지가 때때로 문제되는 경우가 있다. 이런 의미에서 점수제가 채택되기도 한다. 그러나 구체적인 개선 포인트를 읽을 수 있는 감사결과를 내는 것이 중요하며, 정량화할지 또는 정성화할지는 현장별로 판단해야 할 문제다.

제2장

Successful Safety and
Health Management and
Risk Assessment at Workplace

안전보건관리체계의
열두 단계

제12단계
지속적인 개선과 종합점검

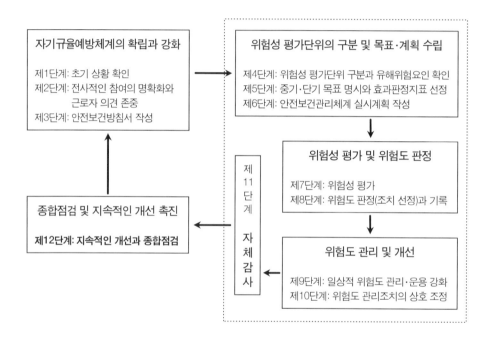

*12.1. 지속적인 개선

지속적인 개선을 목표로 한 사업장에서 안전보건관리체계 전체 단계를
재검토하기 위해 각 단계에서의 현장 의견을 듣는다.

12.1.1. 목적

　제11단계까지는 안전보건관리체계의 각 단계를 통틀어 한 차례 실시를 완료한 것
이다. 제12단계에서는 종합적인 입장에서 지속적인 개선을 실현해 가기 위해 이미
실시한 단계 전체를 점검한다. 그리하여 제2회째 사이클에 들어가 시스템을 충실하
고 지속적으로 개선하기 위한 준비를 한다.

　이 단계는 다음의 시스템 향상으로 향한다는 의미로서 안전보건관리체계의 지속
적인 개선의 토대가 된다고 볼 수 있다.

12.1.2. 활동 개요

● 활동 목표	◦ 제2회째의 안전보건관리체계 사이클에 들어가기 전에 준비의 일환으로 지속적인 개선이 어느 정도 뿌리를 내리고 어느 정도 지원이 필요한지를 현장의 변화 및 의견을 수렴해 추정한다.
● 담당인력	◦ 안전보건관리체계의 총괄 책임자와 부서 책임자, 각 부서 내에서는 주로 위험성 평가를 수행하는 현장의 관리감독자(작업주임), 근로자 대표, 각 부서 책임자 ◦ 안전보건 담당인력이 지원하거나 집약한다.
● 활동 예	◦ 부서별 감사결과의 비교, 개선점의 종합점검 등이다. 또는 위험성 평가를 실시한 부서 몇 군데를 점검을 위해 순회해 그 후에 만들어진 개선 및 변화 사례를 조사하거나 작업자의 의견을 들으며 주체적·지속적으로 개선이 진전되도록 한다.
● 이 단계의 특징	◦ 제1회째의 전체 단계가 종료했으므로 그 전체를 검토하는 종합적인

점검 및 제2회째로 들어가기 전에 현장에서의 도달점 및 지속체제를 파악한다.

- 유의점
  - 이 단계에서는 직장의 자연스러운 실태가 이해될 수 있도록 개선점을 중심으로 전체를 조망하도록 노력한다.
  - 그다지 준비를 하지 않은 채로 현장을 방문해 그 자리에서 편안하게 의견을 듣는 것도 중요하다.

12.1.3. 실시 요령

❶ 지금까지 각 단계를 실시해 오는 도중 혹은 그 후에 어떠한 개선이 실시되었는지 사례를 수집해 본다. 이것을 상세하고 철저하게 할 필요는 없다. 안전보건관리체계에 포함되어 위험성 평가를 실시한 몇몇 부서를 방문해 그 후 계속해서 어떠한 변화가 있었는지를 시찰한다. 적지만 여러 가지의 개선 및 변화가 나타나고 있다면 지속적인 개선의 기반이 자리 잡아가고 있다고 생각할 수 있다. 〈그림 2-15〉의 중소 캔 제조공장 사례처럼 곧바로 할 수 있는 것부터 시작해 확산되고 확대되는 개선 단계가 진행되며 그것이 연중계획 속에서 실시되는 것을 확인한다.

❷ 개선점 및 부서별 성과, 감사결과를 가능한 한 종합적으로 조망하면서 어디가 좋았는지, 어디에 문제점이 있었는지를 건설적인 관점에서 본다. 구체적인 사례 및 잘된 점에 주목하면 원활하게 할 수 있다.

❸ 위험성 평가 및 절차서 작성 혹은 그 내용의 이해 등 구체적인 단계를 경험해 작업자가 어떠한 감상을 갖거나 혹은 이제부터 안전보건을 지속적으로 개선하기 위해 어떠한 사고방식을 갖고 있는지를 알기 위해 현장의 관리감독자(작업주임), 근로자, 각 부서 책임자 등의 의견을 듣는다. 너무 격식을 차린 자리를 만들기보다 작업 중에 가볍게 현장에 가서 일상적인 작업 분위기 가운데 듣는 방식 등도 관계없다.

그림 2-15 중소 캔 제조공장의 지속적인 개선사례

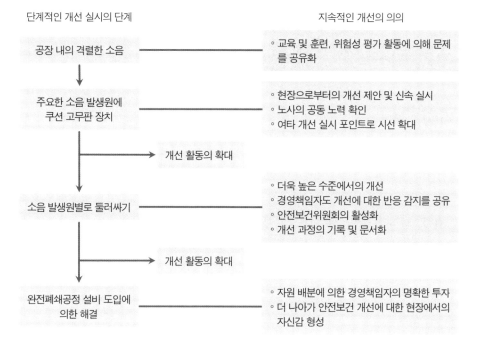

| 단계적인 개선 실시의 단계 | 지속적인 개선의 의의 |

공장 내의 격렬한 소음 → ° 교육 및 훈련, 위험성 평가 활동에 의해 문제를 공유화

주요한 소음 발생원에 쿠션 고무판 장치 → ° 현장으로부터의 개선 제안 및 신속 실시 / ° 노사의 공동 노력 확인 / ° 여타 개선 실시 포인트로 시선 확대

개선 활동의 확대

소음 발생원별로 둘러싸기 → ° 더욱 높은 수준에서의 개선 / ° 경영책임자도 개선에 대한 반응 감지를 공유 / ° 안전보건위원회의 활성화 / ° 개선 과정의 기록 및 문서화

개선 활동의 확대

완전폐쇄공정 설비 도입에 의한 해결 → ° 자원 배분에 의한 경영책임자의 명확한 투자 / ° 더 나아가 안전보건 개선에 대한 현장에서의 자신감 형성

12.1.4. 참고 사항

❶ 지속적인 개선에서는 안전보건관리체계의 제1회째 사이클을 끝내고 한 단계 높은 차원의 개선을 지속하는 것이 중요하다. 다양한 부서에서의 점차적인 개선과 변화 사례 및 작업자의 의식변화와 주체적인 움직임을 발견해 다음 사이클에서 지속적인 개선을 향한 작업장 분위기의 조성 상태를 파악하는 것이 중요하다. 그러한 현황이 정확히 반영되도록 사례 및 직장 비교가 행해지기 쉽게 정보를 수집하고 현장을 시찰해 지원한다.

❷ 작업자에게 의견을 들을 때는 안전보건을 시스템으로서 지속적으로 개선해 가기 위해 앞으로 어떠한 지원이 필요한지 의견을 요청한다. 가능하다면 실제 일하는 현장에서 또는 휴게시간 등 편안한 상태에서 생각나는 대로 의견을 요청한다면, 정식적인 위험성 평가 때와는 다른 각도의 코멘트를 듣는 경우도 생긴다. 종합적으로 건설적인 분위기 조성에 노력한다.

✳ 12.2. 사업경영의 관점에서 본 종합적인 검토

최고경영자는 안전보건관리체계를 검토하고,
안전보건관리체계가 사업경영에 통합되어 기능하고 있는지 재검토한다.

12.2.1. 목적

제1단계 '초기 상황 확인' 단계부터 안전보건을 사업경영에 통합하는 것이 안전보건관리체계 구축의 목적 중 하나였다. 여기서는 수집 가능한 사실로부터 안전보건이 어느 정도 실제로 사업경영에 통합되고 있는지를 경영시스템의 관점에서 검토한다. 더 나아가 안전보건관리체계가 사업경영의 중요한 일환으로 기능하도록 추진하기 위해서는 어떠한 지원이 경영 측과 각 부서 책임자, 안전보건 담당자로부터 필요한지 검토한다.

12.2.2. 활동 개요

● 활동 목표	◦ 안전보건이 어떻게 사업경영에 통합되면서 성과를 올리고 있는지를 추정한다. ◦ 안전보건이 다시 사업경영에 영향을 주기 위한 방책을 검토한다.
● 담당인력	◦ 기업 경영책임자, 안전보건 책임간부, 안전보건 담당인력
● 활동 예	◦ 회의나 사내 문서에서 안전보건이 다루어지는 방법이 변화했는지를 검토한다. ◦ 안전보건 책임간부가 느끼거나 경험한 변화를 검토한다.
● 이 단계의 특징	◦ 안전보건 책임간부를 통해 조직 전체에 안전보건이 어느 정도 침투하고 있는지를 검토하는 중요한 단계. ◦ 다양한 사실로부터 그 진전을 추정하고 지원과제를 추출한다.
● 유의점	◦ 통합이라는 것은 안전보건이 생산에 영향을 주는 부서로서 사업장의 구석구석에서 활성화되고 있다는 의미이며, 이러한 의미로 이해되고 있는지가 중요하다.

12.2.3. 실시 요령

❶ 사업경영의 통합이라는 관점에서 어떠한 진전이 있었는지를 돌이켜 본다. 새삼스럽게 상세한 조사를 할 필요는 없으나 안전보건관리체계 운용 과정에서 나오는 중요 문서, 금방 생각나거나 수집 가능한 정보 및 변화 내용에 어떠한 것이 있는지를 수집해 본다. 특히 사업장 간부의 발언 내용 및 당해 연도 목표로 제시한 여러 가지 점들, 또는 안전보건 사항이 사내 문서에서 다루어진 횟수 및 방법은 참고가 된다.

❷ 이 세부 단계의 목표는 어디까지나 사업경영 향상 및 활성화라는 관점에서 보았을 때 안전보건 전체의 재검토 및 주요한 사례를 명확히 하는 것이다. 사업장 내의 조직상 안전보건의 취급 방법에 변화가 있다면 그것에 의해 사업경영의 통합이라는 관점에서 어떠한 진전이 있었는지를 검토한다. 통합이라고 하면 때로는 후퇴라는 인상으로 받아들여지는 경우가 있지만 사실은 그렇지 않다. 안전보건에 관한 사항과 취급 방법이 어떻게 신속하게 타 부서와 연계되어 수행되고 있는지와 사업장의 타 부서에 역으로 영향을 주게 되었는지가 중요하다.

❸ 여기서 수행된 종합적인 재검토 결과가 다음 연도 실시되는 다음 회차 단계의 내용에 반영되도록 배려한다. 사업장 내의 여러 회의, 의사소통 문서 및 안전보건관리체계 관련 의사소통에 잘 반영되도록 상호 유념한다. 너무 경직되게 취급하지 않고 당해 사업장 나름의 방식으로 다루는 것이 좋다.

12.2.4. 참고 사항

❶ 이 단계에서는 제2단계에서 지명된 책임간부의 역할이 중요하다. 경영 간부회의 및 협의 사항 중에 안전보건이 어떻게 다루어지고 또 어느 정도의 빈도로 다루어져 전체의 관심 사항이 되고 있는지를 책임간부와 검토한다.

❷ 안전보건 부서가 생산에 도움이 되는 불가결한 부서라고 이해하는 인식이 간부 및 회사 전체에서 높아지는지 여부를 간부회의에서의 토론 및 각 부서에서의 회의 상황을 참고해 추정한다.

❸ 특히 책임간부와 의논해 향후 안전보건관리체계를 발전시켜 성과를 올리는 안전

보건 대책으로 진행시키기 위해 사업 전체적으로 볼 때 안전보건이 어떻게 자리매김되고 더 나아가 향후 어떠한 방법으로 사업 전체에 영향을 줄 것인지를 검토한다. 반복되는 이야기이지만 사업장에 건설적인 분위기를 조성해 경직되지 않게 안전보건의 질 향상이라는 더 좋은 수용 자세를 추구하는 관점에서 실시하도록 한다.

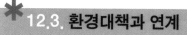

12.3. 환경대책과 연계

지역 환경대책과 서로 밀접하게 연계되게끔 안전보건관리체계를 진행시킨다.

12.3.1. 목적

환경대책이 기업에서 중요하다는 것은 말할 필요도 없다. 환경대책에서도 종전처럼 최종 배출물만 평가하는 대책보다는 생산 과정 자체를 보고 대책을 세우는 쪽이 유효하다는 것이 알려지게 되었다. 실제로 배출물 기준평가 및 기타 유해물질 관리에 대해서는 일반 환경에 대한 영향평가 및 작업자의 안전보건을 묶어서 수행하는 것이 비용 면에서 타산이 맞고 기술 면에서도 실제적인 경우가 많다.

노동환경에서 강구할 수 있는 대표적인 대책으로 안전한 것을 선택하거나 필요 최소한의 양을 사용하거나 재사용 및 리사이클을 진행시켜 배출을 최소한으로 하는 것 등이 있으며, 이들 대책에 의해 일반 환경으로의 배출 및 영향도 감소하는 경우가 많다.

따라서 유해위험요인에 대한 조치에 대해 하나의 시스템으로서 환경관리 조치와 통합해 실시하는 방향을 생각하는 것이 중요하고 비용 면에서도 합리적이다.

12.3.2. 활동 개요

● 활동 목표	◦ 환경 부서와 연계의 강화 가능성을 검토하고 성과를 올리기 쉬운 부분은 통합해 대책을 수행한다.
● 담당인력	◦ 환경 부서의 책임자, 산업안전보건 부서의 책임자
● 활동 예	◦ 안전보건관리체계로서 양자를 통합한다. ◦ 사내·사외 홍보 등에서 통합된 활동으로서 보고한다.
● 이 단계의 특징	◦ 안전보건에서의 위험성 평가 시에 환경에 대한 영향도 동시에 고찰한다. ◦ 양자를 포함한 점검표를 작성한다.

- 유의점
  - 환경 부서와 산업안전보건 부서가 협력하기 쉬운 기회를 만들고 사내의 환경을 조성한다.

12.3.3. 실시 요령

❶ 안전보건 대책 및 환경 대책을 동시에 진행해 성과를 올린 지금까지의 예를 검토한다. 같은 관점에서 양자를 위해 동시 병렬적으로 대책을 수립할 수 있는 분야 및 기술요소가 없는지 관계자들이 모여 브레인스토밍을 한다.

❷ 조직적으로 환경 부서와 안전보건 부서가 별도로 존재하는 곳에서는 양자의 업무 내용을 점검해 연계할 수 있는 점이 어디인지, 독립적으로 수행하는 것이 유리한 기술문제는 무엇인지를 상세히 검토한다. 어떠한 경우든 환경 부서와 안전보건 부서 간의 연계 및 의사소통을 지금보다 더 밀접하게 한다.

❸ 안전보건관리체계와 환경경영시스템(Environmental Management System)을 통합해 작성할 수 있는 가능성을 고려한다. 통합하기 어려운 경우라도 연계를 고려해 현장에서 사용하기 쉽도록 역할 및 표현에서의 정합성을 정비한다.

❹ 화학물질배출·이동량 정보시스템(Pollutant Release and Transfer Registers: PRTR)의 참여, MSDS의 활용 등 자율적인 관리시스템을 안전보건관리체계 가운데 자리매김시켜 활동한다.

12.3.4. 참고 사항

❶ 환경 부서와의 연계뿐 아니라 회사 조직 전체를 안전보건관리체계로서 통합적으로 접근하는 것이 유리하도록 부서 간의 협력 및 연계를 강화한다. 문서관리의 기술 및 노하우에 대한 연계를 강화해 회사 전체적인 안전보건관리체계 가운데 안전보건 부서와 환경 부서의 연계에 대한 자리매김을 검토한다.

❷ 환경경영시스템에 대해 인증을 받고 있는 사업장에서는 안전보건관리체계와의 통합이 경험상 진행시키기 쉽다고 생각된다. 양자의 공통점 및 상이점을 담당자가 인식하면서 연계 및 통합을 꾀한다.

170 안전보건관리체계 구축과 위험성 평가 길잡이
제2장 안전보건관리체계의 열두 단계

❸ 화학물질배출·이동량 정보시스템은 자사에서 사용 중인 환경오염을 일으킬 수 있는 화학물질을 대상으로 그 생산, 구입부터 자사 내에서의 사용, 폐기에 이르기까지 전 과정에 기업으로서 자율적인 책임을 가지고 대책을 세우도록 하는 것으로 국제적으로 확산되고 있다.

❹ MSDS는 각 화학물질별로 그 유해성 및 대책 등의 기본 정보를 현장에서 사용하기 좋도록 간략하게 기재한 것이다.

*12.4. 안전보건관리체계의 종합점검

안전보건관리체계의 다음 사이클을 준비하기 위해
모든 단계를 종합적으로 검토해 개선점을 추출한다.

12.4.1. 목적

각 단계에서 실시되어 온 활동 전체를 한 번 더 다루어 상호 관련시키면서 제2회째 안전보건관리체계의 사이클이 성과를 올리기 위해 필요한 개선 포인트를 광범하게 추출한다.

12.4.2. 활동 개요

- **활동 목표**
  - 지금까지의 각 단계에 기초해 안전보건관리체계 전체를 종합점검하고 제2회째 사이클을 위한 향상을 꾀한다.

- **담당인력**
  - 각 단계의 실시에 관여해 왔던 사람들로부터 광범한 정보 및 의견을 모아 안전보건 담당자가 집약한다.
  - 기업 경영책임자 및 산업보건 책임간부가 지휘한다.

- **활동 예**
  - 각 단계별 개선 점검, 현장의 대책사례, 문서 및 기록 점검, 관계자로부터의 의견청취 등이다.

- **이 단계의 특징**
  - 제1회째 사이클이 종료되고 더욱 충실한 제2회째 안전보건관리체계 사이클을 향한 활동이다.

- **유의점**
  - 이 단계에서 관계자 및 대표자를 모아 안전보건관리체계를 위한 합동 의견 교환회를 실시하는 것도 한 아이디어다.

12.4.3. 실시 요령

❶ 이제까지 실시해 온 전체 열한 단계의 진행 방법 및 성과를 지금 한 번 더 점검한다. 그리고 제2회째 안전보건관리체계 활용에 들어가는 데 어떠한 준비와 고안이 가능할지를 검토한다. 〈그림 2-16〉에서 각 단계에서 고려할 기본적인 검토 사항을 표시했다. 예를 들어 초기 상황 확인의 방법, 유해위험요인의 확인, 위험성 평가 진행 방법 등 제2회째에서는 제1회째의 경험을 살려 더욱 충실한 내용이 가능할 것이다. 안전보건관리체계 매뉴얼 및 절차서도 여러 가지를 고치거나 보충할 수 있다. 위험성 평가요원과 감사요원의 교육 및 능력 향상 등도 중요한 포인트가 될 것이다.

❷ 각 단계에 실제로 참여했던 사람들에게서 의견을 구한다. 더 나은 안전보건관리체계로 개선하고 성과가 오르기 위해 어떠한 것이 필요한지 듣도록 한다.

그림 2-16 안전보건관리체계의 종합점검

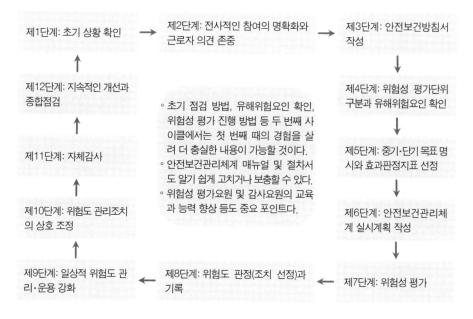

12.4.4. 참고 사항

❶ 안전보건관리체계 전체의 종합점검이라는 입장에서 어렵지 않게 구할 수 있는 자료 및 정보를 수집한다. 여기서도 중요한 정보는 ① 개선사례 및 실제로 행해진 변화, ② 문서 및 기록서류의 점검, ③ 관계자로부터 의견청취 등의 세 가지다.

❷ 이 단계에서 관계자가 모두 회동하는 안전보건관리체계 개선을 위한 회의를 개최하는 것도 좋은 방법이다. 브레인스토밍 및 그룹토의를 도입해 가능한 한 광범하게 의견과 아이디어를 내도록 하고, 그것을 분류해 시스템으로서의 개선 포인트를 찾아낸다.

*12.5. 전원 참여의 구조 확립

> 전사적으로 서로 의견을 내면서 주도적으로 참여하고 있는지,
> 어떻게 지원하면 좋을지를 평가한다.

12.5.1. 목적

안전보건관리체계에서 요구되는 '참여'에는 두 가지 측면이 있다.

첫 번째는 전사적으로 자기의 역할을 명확히 인식해 그 역할을 다하는 것이며, 두 번째는 일상적이면서 지속적인 개선을 위해 주도적으로 활동을 진행하는 것이다.

이러한 전원 참여에서의 두 가지 측면이 어떻게 실천되어 왔는지, 그리고 더 나아가기 위해서는 어떠한 지원이 필요한지를 보는 것이 이 단계의 목적이다.

12.5.2. 활동 개요

• 활동 목표	◦ 참여 정도를 측정한다. 각 계층에 부여된 책임과 역할이 적절했는지, 주체적인 활동을 어느 정도 했는지를 이해한다.
• 담당인력	◦ 안전보건관리체계 구축의 각 단계에서 성과를 올린 각 부서의 책임자, 현장의 관리감독자(작업주임), 근로자 대표 ◦ 안전보건 담당인력이 측면에서 지원한다.
• 활동 예	◦ 문서 및 기록 점검, 현장 및 전사적인 의견청취, 성과(실제로 수행된 개선 및 변화)의 세 가지를 조사하는 것이 중요하다.
• 이 단계의 특징	◦ 제2회째 사이클을 향해 주체적으로 전원이 참여하는 구조를 한 단계 더 향상시키기 위한 활동이다.
• 유의점	◦ 주체적 참여와 수동적 참여의 차이를 이해한 평가를 수행한다.

12.5.3. 실시 요령

❶ 먼저 사업장의 각 계층에서 결정된 역할이 적절했는지 또는 그것들이 성과를 올리면서 실제로 실시되었는지를 주시하는 것이 중요하다. 이 점에 대한 정보와 사실을 수집한다. 이러한 정보는 위험성 평가에서 역할을 해온 사람들이 주체적으로 수집하는 것이 좋다. 여기서도 문서 기록의 점검, 현장 및 전사적인 의견청취, 성과(실제로 수행된 개선 및 변화)의 세 가지를 조사하는 것이 중요하다. 9.8. '성과 평가' 및 제11단계 '자체감사'에서 보고되고 지적된 사항이 있으면 참고한다.

❷ 한편으로 전원 참여가 주체적으로 수행되어 왔는지 여부를 평가한다. 〈표 2-24〉에서 주도적 참여와 수동적 참여에 대해 정리했다. 주어진 기회가 있어서 주어진 역할을 다하는 수동적 참여로부터 얼마나 주도적으로 제안하고 자기 및 동료를 위한 안전보건 개선 활동과 그것을 보증하기 위한 구조가 구축되고 있는지가 포인트다. 여기서도 의견청취 및 성과 점검을 해서 그러한 전체 상을 파악한다.

표 2-24 주도적 참여와 수동적 참여

	주도적 참여	수동적 참여
참여의 동기	주도적 또는 친구 및 동료의 권유로 관심이 생겨서	직무의 일환으로 참여해야 하는 분위기에서
의사 표명	자기 자신 또는 동료의 안전보건을 개선할 목적으로	조직의 요청 또는 목표를 달성하기 위해
성과의 인지	자기 달성 또는 동료의 인지에 의한 만족감	표창 및 이벤트 참여에 의한 수동적인 인지
지속적인 개선	자기 스스로 배우고 참여할 기회를 만든다.	주어진 기회에 이미 결정된 역할을 수행한다.

12.5.4. 참고 사항

❶ 주도적 참여를 촉구하는 방법으로 참여형 도구의 개발, 근로자 대표 및 조합과의 협력이 있으며 안전보건 담당인력은 측면에서의 지원자 역할에 그쳐야 한다.

❷ 더 나아가 제2회째의 안전보건관리체계 사이클을 향해 어떠한 구조를 구축하는 것이 중요한지의 관점에서 전체를 조망하고 가능한 것부터 실시한다.

<table>
<tr><td>부록</td><td>Successful Safety and
Health Management and
Risk Assessment at Workplace</td></tr>
</table>

소규모 사업장의 작업환경 개선을 위한 대책제안점검표

∽ 점검표의 사용 방법 ∽

1. 점검할 작업영역을 정의한다. 소규모 기업의 경우 생산현장 전체를 확인할 수 있다. 대기업인 경우 특정 업무영역을 정의해 별도의 점검을 할 수 있다.

2. 점검표를 읽어보고 몇 분 동안 작업장을 거닐다가 점검을 시작한다. 각 항목을 주의 깊게 읽는다. 개선사항을 적용할 방법을 찾아본다. 필요한 경우 작업자에게 질문한다.
- 개선이 이미 이루어졌거나 필요하지 않은 경우 '이 대책을 제안하는가?'에서 '아니오'로 표시한다.
- 개선할 가치가 있다고 생각되면 '예'로 표시한다. '비고'의 공간을 이용해 제안사항 또는 제안하는 위치를 설명한다.

3. 모든 항목을 검토한 후 '예'로 표시된 항목을 다시 본다. 이 중에 가장 중요할 것 같은 몇 가지 항목을 선택한다. 이 항목에 대해 '우선순위'에 표시한다.

4. 완료하기 전에 각 항목에 대해 '아니오' 또는 '예'로 표시했는지, 그리고 '예'로 표시한 일부 항목의 경우 '우선순위'로 표시했는지 확인한다.

5. 소그룹에서 앞의 결과를 논의하고, 즉시 실시해야 할 개선사항에 대해 합의한다.

6. 점검표가 완전하지 않을 수 있으며, 점검이 필요한 다른 영역이 더 있을 수 있다는 점을 기억한다. 이 점검표에서 다루고 있지 않은 항목을 찾으면 맨 끝에 있는 '추가 항목'에 포함할 수 있다.

1. 재료 보관 및 취급

① 물건을 운반하는 통로를 치우고 표시한다.
☞ 이 대책을 제안하는가?

[   ] 아니오   [   ] 예   [   ] 우선순위

비고 _____

_____

_____

_____

② 작업 장소 가까이에 공구, 원자재, 부품 및 생산품을 놓
아둘 여러 층으로 된 선반(multi-level shelves)이나 받
침대(racks)를 마련한다.
☞ 이 대책을 제안하는가?

[   ] 아니오   [   ] 예   [   ] 우선순위

비고 _____

_____

③ 자재 이동 시 카트, 손수레, 굴림대(rollers), 기타 바퀴
달린 장치를 이용한다.
☞ 이 대책을 제안하는가?

[   ] 아니오   [   ] 예   [   ] 우선순위

비고 _____

_____

_____

④ 모든 용기와 포장물을 손으로 쥐거나 잡기 쉽게 만든다.
☞ 이 대책을 제안하는가?

[   ] 아니오   [   ] 예   [   ] 우선순위

비고 _____

_____

_____

⑤ 무거운 자재를 들어 올리거나 내릴 때 기계 장치를 사용한다.

☞ 이 대책을 제안하는가?

[　　] 아니오　[　　] 예　[　　] 우선순위

비고 _____

_____

_____

2. 워크스테이션 및 작업 도구

⑥ 자주 사용하는 공구, 스위치, 자재는 손이 쉽게 닿을 수 있는 거리 내에 둔다.

☞ 이 대책을 제안하는가?

[　　] 아니오　[　　] 예　[　　] 우선순위

비고 _____

_____

_____

⑦ 작업자별 작업 높이는 팔꿈치 높이나 팔꿈치 높이보다 약간 낮게 맞춘다.

☞ 이 대책을 제안하는가?

[　　] 아니오　[　　] 예　[　　] 우선순위

비고 _____

_____

_____

⑧ 견고한 등받이가 달린, 적절한 높이의 의자 또는 벤치를 제공한다.

☞ 이 대책을 제안하는가?

[　　] 아니오　[　　] 예　[　　] 우선순위

비고 _____

_____

_____

⑨ 작업자가 일하면서 섰다가 앉았다가를 가능한 한 많이
바꿀 수 있도록 허용한다.

☞ 이 대책을 제안하는가?

[　　] 아니오　　[　　] 예　　[　　] 우선순위

비고 _____

_____

_____

⑩ 작업하는 동안 물건을 잡을 때 고정 장치를 사용한다.

☞ 이 대책을 제안하는가?

[　　] 아니오　　[　　] 예　　[　　] 우선순위

비고 _____

_____

_____

_____

⑪ 라벨과 표지판은 보기 쉽고, 읽기 쉽고, 이해하기 쉽게
만든다.

☞ 이 대책을 제안하는가?

[　　] 아니오　　[　　] 예　　[　　] 우선순위

비고 _____

_____

_____

3. 기계안전

⑫ 기계의 위험한 작동 부위에 적절한 가드를 부착한다.

☞ 이 대책을 제안하는가?

[　] 아니오　　[　] 예　　[　] 우선순위

비고 _____

_____

_____

_____

⑬ 기계가 잘 작동되고 있는지와 파손되거나 불안정한 부분은 없는지 확인한다.

☞ 이 대책을 제안하는가?

[　] 아니오　　[　] 예　　[　] 우선순위

비고 _____

_____

_____

⑭ 비상 제어장치는 또렷이 보이고 손이 쉽게 닿을 수 있도록 만든다.

☞ 이 대책을 제안하는가?

[　] 아니오　　[　] 예　　[　] 우선순위

비고 _____

_____

_____

⑮ 설비와 조명에 전기를 공급하기 위한 배선 커넥터가 안전한지 확인한다.

☞ 이 대책을 제안하는가?

[　] 아니오　　[　] 예　　[　] 우선순위

비고 _____

_____

_____

4. 작업환경 및 유해물질 관리

⑯ 햇빛 채광을 늘리고 천창과 창문을 청결하게 유지한다.

☞ 이 대책을 제안하는가?

[　　] 아니오　　[　　] 예　　[　　] 우선순위

비고 _____

_____

_____

⑰ 수행하는 일의 종류에 따라 인공조명을 적절히 제공한다.

☞ 이 대책을 제안하는가?

[　　] 아니오　　[　　] 예　　[　　] 우선순위

비고 _____

_____

_____

⑱ 정밀도 제고와 검사 업무를 위해 국소 작업 조명을 제공한다.

☞ 이 대책을 제안하는가?

[　　] 아니오　　[　　] 예　　[　　] 우선순위

비고 _____

_____

_____

⑲ 개구부, 창문, 개방문을 많이 만들어 자연환기를 증가시킨다.

☞ 이 대책을 제안하는가?

[　　] 아니오　　[　　] 예　　[　　] 우선순위

비고 _____

_____

_____

⑳ 손이 쉽게 닿는 곳에 충분한 개수의 소화기를 공급하고, 대피로를 표시하며, 대피로에는 아무런 물건도 두지 않는다.

☞ 이 대책을 제안하는가?

[　　] 아니오　[　　] 예　[　　] 우선순위

비고 _____

_____

㉑ 고온이나 저온의 발생원이 되는 것은 격리하거나 절연한다.

☞ 이 대책을 제안하는가?

[　　] 아니오　[　　] 예　[　　] 우선순위

비고 _____

_____

_____

㉒ 먼지, 유해 화학물질 및 소음의 발생원을 작업장에서 아예 없애거나 적절한 배기장치, 장벽, 스크린을 설치하거나 또는 다른 해결책을 강구한다.

☞ 이 대책을 제안하는가?

[　　] 아니오　[　　] 예　[　　] 우선순위

비고 _____

_____

㉓ 유해 화학물질의 모든 용기에 라벨이 붙어 있는지 확인한다.

☞ 이 대책을 제안하는가?

[　　] 아니오　[　　] 예　[　　] 우선순위

비고 _____

_____

_____

5. 복지시설

㉔ 시원하고 위생적인 마실 물을 모든 작업장에 충분히
공급한다.

☞ 이 대책을 제안하는가?

[　　] 아니오　[　　] 예　[　　] 우선순위

비고 _____

_____

_____

㉕ 작업장과 가까운 곳에 깨끗하면서 분리된 남녀 화장
실과 세척 시설을 제공한다.

☞ 이 대책을 제안하는가?

[　　] 아니오　[　　] 예　[　　] 우선순위

비고 _____

_____

_____

㉖ 휴게 공간과 식사를 위한 별도의 위생 공간을 제공한다.

☞ 이 대책을 제안하는가?

[　　] 아니오　[　　] 예　[　　] 우선순위

비고 _____

_____

_____

㉗ 응급처치 장비를 제공하고, 자격 있는 응급처치자를 훈
련시킨다.

☞ 이 대책을 제안하는가?

[　　] 아니오　[　　] 예　[　　] 우선순위

비고 _____

_____

_____

㉘ 적절히 보호할 수 있는 개인 보호구를 제공한다.

☞ 이 대책을 제안하는가?

[   ] 아니오   [   ] 예   [   ] 우선순위

비고 _____

_____

_____

_____

6. 작업 조직

㉙ 작업이 훨씬 흥미롭고 다양해지도록 조합한다.

☞ 이 대책을 제안하는가?

[   ] 아니오   [   ] 예   [   ] 우선순위

비고 _____

_____

_____

_____

㉚ 효율적인 팀워크를 조직하고 조정한다.

☞ 이 대책을 제안하는가?

[   ] 아니오   [   ] 예   [   ] 우선순위

비고 _____

_____

_____

_____

㉛ 임산부와 장애 근로자의 요구에 맞게 작업장을 조정한다.

☞ 이 대책을 제안하는가?

[   ] 아니오   [   ] 예   [   ] 우선순위

비고 _____

_____

_____

_____

㉜ 이주노동자들이 안전하고 효율적으로 그들의 작업을 수행할 수 있도록 돕는다.

☞ 이 대책을 제안하는가?

[   ] 아니오   [   ] 예   [   ] 우선순위

비고 _____

_____

_____

㉝ 작업 목표 시간을 설정하고, 잔업을 줄이기 위한 조치를 도입한다.

☞ 이 대책을 제안하는가?

[   ] 아니오   [   ] 예   [   ] 우선순위

비고 _____

_____

_____

7. 추가 항목

㉞

☞ 이 대책을 제안하는가?

[   ] 아니오   [   ] 예   [   ] 우선순위

비고 _____

_____

㉟

☞ 이 대책을 제안하는가?

[   ] 아니오   [   ] 예   [   ] 우선순위

비고 _____

_____

자료: International Labour Organization, *Global Manual for WISE: Work Improvements in Small Enterprises*(2017).

すぐできる
安全衛生マネジメントシステム

감수자

고기 가즈타카(小木和孝)

도쿄 대학 의학부를 졸업했다. 의학박사이며 노동과학연구소 연구원이다. 국제노동기구 노동조건환경국장, 국제산업보건학회(ICOH) 회장을 역임했다. 『현대위생노동 핸드북 (現代労働衛生ハンドブック)』(공저, 1988), 『현대인과 피로(現代人と疲労)』(1983) 등을 썼다.

지은이

가와카미 쓰요시(川上剛)

도쿄 의과치과대학 의학부를 졸업했다. 전 노동과학연구소 연구원, 현 국제노동기구 좋은일자리기술지원팀(인도 뉴델리) 산업안전보건 전문가다. 『ISO 노동안전·위생매니지먼트규격(ISO労働安全·衛生マネジメント規格)』(공저, 1998)을 썼다.

하라 구니오(原邦夫)

교토 대학 공학연구과 석사과정을 수료했다. 의학박사이며 노동과학연구소 작업환경 리스크연구그룹 주임연구원 겸 동 그룹장을 지냈다. 현재 산업의과대학 산업보건학부 교수다. 각종 산업현장에서의 유해환경 위험성 평가와 위험도 관리 분야에서 폭넓게 활약하고 있다.

이토 아키요시(伊藤昭好)

교토 대학 공학연구과 석사과정을 수료했다. 공학박사이며 노동과학연구소 교육·국제협력부 부장을 지냈다. 현재 산업의과대학 산업보건학부 환경매니지먼트학과 명예교수다. 노동위생컨설턴트(위생공학), 특히 중소기업을 대상으로 안전보건 위험성 평가를 도입하는 데 활약하고 있다.

옮긴이

김양호

서울대학교 의과대학을 졸업하고 일본 구마모토 대학에서 의학박사 학위를 받았다. 가정의학전문의, 직업환경의학전문의다. 현재 울산대학교병원 직업환경의학과 교수다. 『미나마타병: 끝나지 않은 아픔』(2006)을 옮겼다.

박정선

이화여자대학교 의과대학을 졸업했다. 의학박사, 예방의학전문의, 직업환경의학전문의, 대한민국 의학한림원 정회원이다. 한국직무스트레스학회 초대 회장과 한국산업안전보건공단 산업안전보건연구원 연구실장, 본부 산업보건실장, 연구원장을 역임했다. 현재 대구가톨릭대학교 산업보건안전학과 석좌교수다. 『직무스트레스의 현대적 이해』(공저, 2016), 『직무스트레스 평가방법』(공저, 2004) 등을 썼다.

한울아카데미 2478

소규모 사업장도 따라 할 수 있는
안전보건관리체계 구축과 위험성 평가 길잡이(수정증보판)

감수자 ┃ 고기 가즈타카
지은이 ┃ 가와카미 쓰요시·하라 구니오·이토 아키요시
옮긴이 ┃ 김양호·박정선
펴낸이 ┃ 김종수
펴낸곳 ┃ 한울엠플러스(주)

초판 1쇄 발행 ┃ 2009년 9월 25일
수정증보판 1쇄 인쇄 ┃ 2023년 9월 14일
수정증보판 1쇄 발행 ┃ 2023년 10월 6일

주소 ┃ 10881 경기도 파주시 광인사길 153 한울시소빌딩 3층
전화 ┃ 031-955-0655
팩스 ┃ 031-955-0656
홈페이지 ┃ www.hanulmplus.kr
등록번호 ┃ 제406-2015-000143호

Printed in Korea.
ISBN 978-89-460-7479-8 93510

※ 책값은 겉표지에 표시되어 있습니다.